◆ 食品 FOP 标签系统研究系列丛书 ◆

本书得到中央级公益性科研院所基本科研业务费专项资助

粮食制品均衡营养产业化与FOP标签系统建设

黄泽颖◎著

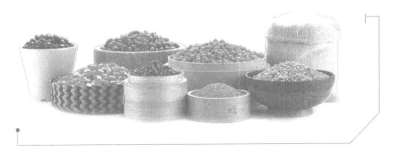

中国农业科学技术出版社

图书在版编目（CIP）数据

粮食制品均衡营养产业化与 FOP 标签系统建设／黄泽颖著 . —北京：
中国农业科学技术出版社，2019. 11

ISBN 978-7-5116-4502-9

Ⅰ.①粮… Ⅱ.①黄… Ⅲ.①粮食营养–研究 Ⅳ.①R151. 3

中国版本图书馆 CIP 数据核字（2019）第 256034 号

责任编辑　　徐　毅
责任校对　　李向荣

出 版 者　　中国农业科学技术出版社
　　　　　　　北京市中关村南大街 12 号　邮编：100081
电　　话　　（010）82106636（编辑室）　（010）82109702（发行部）
　　　　　　　（010）82109709（读者服务部）
传　　真　　（010）82106636
网　　址　　http://www.castp.cn
经 销 者　　各地新华书店
印 刷 者　　北京建宏印刷有限公司
开　　本　　710mm×1 000mm　1/16
印　　张　　8. 625
字　　数　　150 千字
版　　次　　2019 年 11 月第 1 版　2019 年 11 月第 1 次印刷
定　　价　　35. 00 元

内容简介

　　未来 10 年是健康中国建设的重要时期，均衡营养是国民健康的基础。粮食制品是我国居民日常生活的必需品，但国民追求感观和口感，单一食用精制米面，忽视了粗粮和细粮的合理搭配，产生了心血管疾病、2 型糖尿病等慢性病风险。粮食制品均衡营养供需协调发展是国民营养健康的重要保障之一，本书从粮食制品均衡营养视角，开展消费者、生产商、行业专家的问卷调查和国际案例分析，研究粮食制品均衡营养产业化和包装正面（Front of Package，FOP）均衡营养标签系统建设。

　　当前，我国粮食制品生产商以市场需求为导向开发了针对不同人群、不同季节、不同口味、方便快捷的产品，且计划推出更多均衡营养产品与做好产业化改变措施，但广大消费者知行不一，虽然知道粗细粮搭配的饮食习惯有益于营养健康，但仍对精制米面消费较多，而全谷物、杂豆、薯制品消费较少，尚未形成合理的膳食模式。围绕育种、栽培、储运、加工等环节有必要开展生物强化、全程营养强化栽培、储运环境与方式控制、适度合理加工等粮食制品均衡营养产业化促进措施。面对需求不足难以推动均衡营养产业化发展难题，FOP 标签系统作为有效的营养知识宣传方式，发挥了将消费者的健康意识转化为健康消费行为的作用，促进了均衡营养产业化。

　　健康星级评分系统（Health Star Rating System）是澳大利亚和新西兰政府主导的 FOP 标签系统，旨在引导消费者在同类食品中通过星级评分识别并购买比较健康的食品。2014 年实施以来，标签使用率不断提升，总体效果良好，离不开严密的健康星级评分算法、高效运转的管理架构以及多形式的社会宣传。

我国大多数居民较少关注粮食制品的营养成分表，但偏好文字格式、5 级均衡营养程度且标明营养成分信息的 FOP 均衡营养标签。粮食制品生产商、行业专家都认可 FOP 标签应用于粮食制品的意义、效果以及对市场需求的推动作用，但也认为应用难度大以及需要很大的政策推动力度。

结合国际经验与本国国情，我国粮食制品 FOP 均衡营养标签是政府主导和推动的一款适用于不同形状粮食制品的文字表述 5 级均衡营养程度的 FOP 标签，以每 100g/100mL 可食部分的宏量营养素、微量营养素、膳食纤维的相互比例作为算法依据。生产商无偿使用和执行标签，国家卫生健康委员会、国家市场监督管理总局、农业农村部、国家粮食与物资储备局联合制定国家标准和实施方案，社会组织配合开展自律、宣传、监督、维权、建议等工作，并确定 2025 年之前完成国标制定、2025—2035 年自愿实施与跟踪评估、2035 年后强制实施的分阶段推进步骤。

为促进我国粮食制品均衡营养产业化与 FOP 标签系统建设，需要政策法规制定、标准体系建设、科学技术创新、财政资金投入、人才教育培训、信息管理系统支撑、产业经营方式创新等一系列保障措施。

关键词：粮食制品；均衡营养；营养标签；营养导向型农业；健康星级评分系统；包装正面标签系统。

Abstract

The next 10 years are the important period for Healthy China 2030. Balanced nutrition is the foundation of national health. Grain products are everyday necessities for Chinese residents, but many residents focus more on the look and taste of food. They only eat refined rice and flour, ignoring the rational balance of coarse cereal and refined grains, resulting in the risk of cardiovascular diseases, type 2 diabetes mellitus and other chronic diseases. The coordinated development of balanced nutrition supply and demand of grain products is one of the important guarantees for the health of all residents. Therefore, from the perspective of balanced nutrition of grain products, this book adopts questionnaires and international case studies of consumers, producers and industry experts, and studies grain products' balanced nutrition industrialization and the front of package (FOP) labeling system construction.

At present, China's grain producers have developed convenient and fast products for different groups of consumers, different seasons, different tastes based on market demand, and plan to introduce more balanced nutrition products and improve industrialization measures. However, many consumers are different in knowing and doing. Although they know that healthy habits of eating both coarse cereal and refined grains are beneficial for nutrition and health, they still consume more refined grains than whole grains, mixed beans and potato products, which means they haven't developed a scientific diet pattern. It is necessary to carry out measures to promote balanced nutrition industrialization of grain products, such as biological augmentation, nutritional enhancement cultivation in all phases, scientific control on storage and transportation environment and mode, and moderate and reasonable processing, throughout parts such as breeding, cultivation, storage and transportation, processing. Faced with the difficulty of promoting balanced nutrition industrialization due to insufficient demand, FOP labeling system, as an effective way to publicize nutrition knowledge, plays a role in transforming consumers'health awareness into healthy consumption behavior, and promotes balanced nutrition industrialization.

Health Star Rating System is a government-leading FOP labeling system in Australia and New Zealand, which aims to guide consumers to identify and purchase healthier foods in similar foods through star rating. Since the implementation of this system in 2014, the utilization rate of labels has been continuously improved, and the overall effect is good. It is due to the strict health star rating algorithm, efficiently running management structure and various kinds of social publicity.

Most residents in China pay less attention to the table of nutritional components of grain products, but they prefer the FOP balanced nutrition labeling with 5-level balanced nutrition degrees and information of nutritional content in text format. Producers of grain products and industry experts all recognize the significance and effect of FOP labeling for the grain product market and its promotion on market demand, but they also believe that the application is difficult and needs a great deal of policy support.

Considering global experience and China's actual condition, FOP balanced nutrition labeling of grain products in China is a kind of FOP nutrition labeling which is guided and promoted by the government, and it is suitable for grain products of different shapes and packaging, to express balanced nutrition in five levels. The algorithm is based on the proportion of macronutrients, micronutrients and dietary fibers per 100g/100ml edible part. Producers would use and implement labels free of charge. National Health Commission of PRC, State Administration for Market Regulation, Ministry of Agriculture and Rural Affairs and National Food and Strategic Reserves Administration jointly formulate national standards and implementation plans. Social organizations are expected to cooperate to carry out self-discipline, publicity, supervision, rights protection and suggestions. And the Chinese government has decided that national standards should be formulated before 2025, voluntary implementation and follow-up assessment should be carried out between 2025 and 2035, and compulsory implementation should be carried out since 2035. It would be a step-by-step application.

In order to promote grain products'balanced nutrition industrialization and the front of package labeling system construction in China, a series of safeguard measures are needed, such as the formulation of policies and regulations, the development of standard system, scientific and technological innovation, financial investment, personnel education and training, the support of information management system, and the innovation of industrial management mode.

Keywords: grain products; balanced nutrition; nutrition labeling; nutrition-sensitive agriculture; health star rating system; front of package labeling system

目　录

第一章 引 言

（一）研究背景

我国是世界粮食生产和消费大国，据联合国粮食及农业组织（FAO）统计，2017—2018 年度全球粮食产量和消费量分别是 27.027 亿 t 和 26.547 亿 t，我国产量和消费量占比分别是 22.58% 和 22.30%。我国也是世界粮食加工大国，米面加工能力和产量均居世界之首（姚惠源，2015）。据《中国农产品加工业年鉴》和《中国食品工业年鉴》统计，2016 年，我国大米和小麦粉产量分别为 13 887.60 万 t、15 265.33 万 t，比 2010 年分别增长了 68.45% 和 50.87%。但近 30 年来，粮食过度精加工导致 B 族维生素、矿物质和膳食纤维损失增多，有可能增加心血管疾病、2 型糖尿病等慢性病风险（中国营养学会，2016）。我国居民因不合理膳食引发的慢性病问题备受关注，据《中国居民营养与慢性病状况报告（2015 年）》数据显示，2012 年，我国居民因心脑血管病、癌症和慢性呼吸系统疾病引发的慢性病死亡率为 533/10 万，占全部死亡的 86.6%。

大米、面条、面粉等粮食制品①是我国居民日常生活的必需食品，随着以谷薯类为主的膳食模式发生变迁，谷类食物消费量下降，

---

① 本书所说的粮食制品是指以大米、小麦、大豆、玉米、薯类等谷类作物、豆类作物、薯类作物为原料加工制成的食用产品，如速食米、米粉、面条、面粉等。

但薯类和杂粮摄入过少，据《中国居民营养与慢性病状况报告（2015 年）》，2012 年我国居民平均每标准人日谷薯类食物摄入量为 376.4g（比 2002 年减少 41.3g），其中，米及其制品 177.7g，面及其制品 142.8g，其他谷类 16.8g，薯类 35.8g，杂豆类 3.3g，虽然符合膳食宝塔总量要求（250~400g/日），但远远低于全谷物和杂豆（50~150g/日）、薯类（50~100g/日）的推荐要求。因此，不同种类的粮食及其加工品的合理搭配，如"二米饭"（大米和小米）、"金银卷"（面粉和玉米面）等，才能促进我国居民营养结构均衡（中国营养学会，2016）。

解决营养问题是所有国家面临的一项挑战，2016 年联合国发布的《2030 年可持续发展议程》提出了改善营养的可持续发展目标。针对粮食制品均衡营养问题，我国的《国民营养计划（2017—2030年）》提出"强化营养主食重大项目实施力度"策略；国务院办公厅出台的《国务院办公厅加快推进农业供给侧结构性改革，大力发展粮食产业经济的意见》（国办发〔2017〕78 号）提出"开发绿色优质、营养健康的粮油新产品，促进优质粮食产品的营养升级扩版，大力发展全谷物等新型营养健康食品"等要求。

粮食制品均衡营养供需协调发展尤为必要。《中国食物与营养发展纲要（2014—2020 年）》将保障食物有效供给、促进均衡营养发展、统筹协调生产与消费作为主要任务。供给方面，粮食制品均衡营养需要产业化发展，粮食不仅要实现营养素的生产与储存，还要依靠合理的流通渠道和加工方式，保证营养素能够充分进入人体（成升魁等，2018）。需求方面，有必要宣传粮食制品均衡营养知识，引导更多的消费者注重均衡营养和合理膳食。

作为食品标签的重要组成部分，营养标签是指向消费者提供食品营养特性的描述方式，包括营养成分标识和营养补充信息（Codex Alimentarius Commission[①]，1993），被世界卫生组织（WHO）列为改善膳食结构和健康的营养干预措施（World Health Organization，2004）。食品标签分为包装背面（Back of Package，BOP）标签和包装正面（Front of Package，FOP）标签两种格式（Mandle 等，2015），相比之下，FOP 标签是食物营养成分与特性的简化信息，能引导消费者选择更健康的食物和鼓励生产商开发健康食品（World Health Organization，2013）。国际上，最早实施 FOP 标签系统的国家是瑞典，该国政府从1989 年推行锁孔标识（Keyhole）用于消费者选择健康食品（World Cancer Research Fund International，2019）。此后，美国、英国、法国、德国、荷兰、比利时、加拿大、澳大利亚、新西兰、新加坡、韩国、泰国、马来西亚等不少国家实施了 FOP 标签系统（Kanter 等，2018），其中由政府主导的是瑞典等北欧 4 国的 Keyhole 标签、英国的交通灯信号标签（UK Traffic Light）、澳大利亚的健康星级评分系统（Health Star Rating System）、新加坡的较健康选择标签（Singapore Healthier Choice Symbol）。其中，健康星级评分系统是最新最前沿的 FOP 标签系统，比多数其他国家的 FOP 标签系统更吸引消费者，且官方网站公开的信息比较全面和客观，对我国有充分的借鉴意义。

FOP 标签能与我国营养成分表[②]的使用互补，引导消费者快速辨别健康食品（赵佳、杨月欣，2015）。也就是说，FOP 标签并非取代营养成分表，而是互补关系，营养成分表为消费者提供客观的营养成分信息，而 FOP 标签提供直观判断的营养成分信息。2017 年 10 月31 日，中国营养学会公布《预包装食品健康选择标识使用规范》

---

①　国际食品法典委员会（Codex Alimentarius Commission，CAC）是联合国粮组织（FAO）和世界卫生组织（WHO）于 1963 年联合设立的政府间国际组织，专门负责协调政府间的食品标准，建立一套完整的食品国际标准体系。

②　营养成分表是 2013 年 1 月 1 日起我国《预包装食品营养标签通则》（GB 28050—2011）强制要求企业在食品包装袋背面标示食品营养成分名称、每 100g 营养素含量和占营养素参考值（NRV）百分比的规范性表格。

（试行），计划在食品包装正面标示"健康选择"图标，方便消费者选择低油、低盐、低糖食品。2019 年，国务院发布《健康中国行动（2019—2030 年）》，提出积极推动在食品包装上使用"包装正面标识（FOP）"信息，帮助消费者快速选择健康食品战略行动。因此，正值健康中国建设与我国积极提倡 FOP 标签的关键时期，本书阐述了粮食制品均衡营养产业化的开发途径与 FOP 均衡营养标签系统运行机制，希望为提高国民营养水平，保障健康粮食制品供应提供决策依据。

（二）研究意义

本研究以粮食制品均衡营养为研究对象，探讨均衡营养产业化与 FOP 标签系统建设，具有重要的现实意义和实践意义。

第一，粮食制品均衡营养产业化是国民营养健康的保障。粮食制品作为人们生活中必不可少的一部分，然而，我国不少居民单吃精加工的米面，而每天没有食用适量粗粮。科学依据表明，精白米中的蛋白质要比糙米减少 8.4%，纤维素减少 57%，钙减少 43.5%，维生素 B_1 减少 59%，维生素 B_2 减少 29%，烟酸减少 48%；而且，小麦加工精度越高，面粉越白，其中的矿物质和维生素的含量越低（张忠等，2017）。膳食纤维和微量元素摄入不足产生的隐性饥饿[①]和营养慢性病发生率日益上升，成为威胁我国人民健康的大敌。了解典型粮食制品生产商的营养性产品供给现状、均衡营养产品开发计划及产业化措施，从育种、栽培、储运、加工等环节提出粮食制品均衡营养产业化开发途径，为粮食供给侧结构性改革和粮食制品产

---

① 隐性饥饿指微量元素缺乏症，是由一些微量营养素，如铁、锌、碘等金属元素或维生素摄入不足引起的，导致包括体重偏轻、个子矮小等发育不良的身体缺陷、认知缺陷、生殖缺陷、贫血、失明及抵抗力下降等（The World Bank, 2013）。

业转型升级提供决策支持。

第二，开展 FOP 标签系统建设是紧跟国际前沿与改进我国营养标签制度的需要。在国际上，WHO 提倡实施 FOP 标签，且不少发达国家已经实施并取得阶段性的成果，而我国 FOP 标签系统起步晚，目前处于探索阶段。因此，立足中国，放眼全球，吸取国外经验教训，少走弯路，对推动形成健全、完善的中国特色、中国风格的 FOP 标签系统具有重要意义。理论上，粮食制品 FOP 均衡营养标签系统提高了产品的均衡营养显示度，发挥了"指导消费，促进产业化"的作用（图 1-1），政府主导的 FOP 标签系统在运行机制的支撑下，粮食制品产业链各经营主体严格执行标准化、规范化的育种、栽培、储藏、运输、加工，促进均衡营养产业化，而且指导消费者按照标签识别、挑选均衡营养的粮食制品，提高营养健康水平，节省大量医疗支出，具有社会经济效益，且 FOP 标签系统在提高其他食品营养价值方面也具有推广意义。

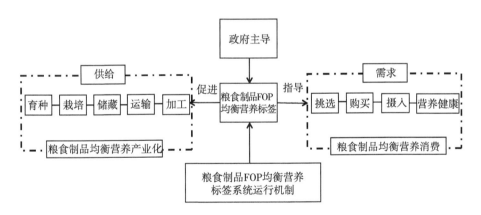

图 1-1 粮食制品 FOP 均衡营养标签系统对供需的作用机制

（三）国内外研究进展

1. 食物营养产业化开发文献回顾

通过文献整理发现，一些学者已关注谷薯类、水果类、奶类、大豆及坚果类等食物的产业化发展，研究范式基本先分析食物的营养成分和营养价值，然后提出相应的产业化促进措施。谷薯类的研究分为米类、小麦、玉米、薯类与杂粮类。米类方面，周爱珠等（2006）根据现阶段我国大米缺乏微量营养素的实际情况，从研究富硒大米入手，提出加大科技投入、开展技术培训及田间指导、充分发挥种粮大户与合作社的作用、开展产业化经营等开发途径。学者张慧丽等（2007）基于当前消费者对方便快捷与营养食物的需求构思方便营养米饭，从淀粉糊调配技术、充填成型技术、杀菌熟化技术、防止米饭回生技术等关键技术层面提出产业化发展措施。小麦方面，根据当前面粉营养结构不合理现象，刘光辉（2019）提出小麦糊粉层技术对面粉营养结构改善的作用，并指出技术促进产业化发展带动均衡营养面粉产品市场开发的作用。玉米方面，刘忠祥（2010）通过鉴定黑玉米子粒的营养功能，提出满足市场需求所需的产业化开发建议，包括确定产业主导方向、特别注重品种的选择、选择有一定实力与素质的企业为龙头、借助"公司+农户+基地"的运作方式、依靠强有力的科学技术作支撑。薯类方面，随着薯类营养价值被充分认识与逐渐受到重视，尤其是 2015 年我国马铃薯主粮化战略的提出，薯类主食消费潜力巨大，主食产业化进程加快，相应的研究成果日益丰富，如杨勤容、孔令明（2013）基于甘薯蔓尖的营养组成及其生理功能，提出加强蔓尖专用型甘薯新品种的选育和相应栽培体系研究，并建议开展甘薯蔓尖休闲食品技术的研制及开发工作，进行无公害基地和无公害农产品认证等产业化发展措施。高文霞（2019a）通过分析紫色马铃薯的高营养价值，指出紫色马铃薯具有广阔的产业化发展前景。高文霞（2019b）基于马铃薯有高品质的蛋白质、品种齐全的维生素、丰富的膳食纤维和无机盐等营养特性，指出了马铃薯主食产业化的发展对策。杂粮方面，在当前提倡粗细粮搭配的膳食模式背景下，学者们开展了高粱、谷子、荞麦、燕麦、大麦等粮豆作物研究，如王敏等（2013）基于荞麦的营养价值，提出了推动荞麦产品开发的产业化发展对策。

水果方面，学者们通过剖析小众水果的营养价值，致力于研究产业化发展问题与措施。例如，郭香凤（2002）基于山茱萸富含的氨基酸营养成分，提出扩大原料生产基地、技术改造传统产品、开发高新技术产品等 3 个阶段的产业化开发计划。车凤斌等（2007）基于樱桃李果实钾含量很高，氨基酸丰富，富含维生素以及胡萝卜素等实际情况，指出樱桃李产业化发展过程中存在品种优选、基地区域规划、樱桃李育苗技术、樱桃李产品的研发等问题。赵四清等（2016）以充分挖掘常山胡柚营养保健价值为目的提出促进常山胡柚产业升级，增加加工所占比例的产业化发展措施。大豆及坚果方面，有些学者聚焦大豆与花生的产业化发展，如宗绪晓、关建平（2003）基于食用豆类富含高蛋白、中淀粉、B 族维生素和各种矿物质等营养特点，提出食用豆类产业化发展的意义、优势与必要性。万书波等（2004）综合评价花生的营养成分，提出应保持我国世界第一的花生生产大国地位、解决我国食用油脂短缺、确立黄河流域的花生发展规划、确立重点支持策略的产业化发展战略。

从研究现状可知，当前我国食物营养产业化发展研究成果主要在于粮食类，聚焦精制米面营养结构改造与产业化开发以及对薯类、杂粮类的产业化扶持，但对粮食制品均衡营养的育种、栽培、储运、加工等环节研究不多。此外，非粮食类的研究较少，尤其缺乏蔬菜类、水产品、肉蛋奶类的研究。因此，未来应关注粮食制品均衡营养产业化以及农副产品产业化研究。

2. FOP 标签系统研究回顾

鉴于不少国家主导实施了 FOP 标签系统，学者们也开展了标签的知信行及其影响因素、实施效果、不同类型标签影响比较、标签格式与内容的影响比较等相关研究，为有效实施 FOP 标签系统献计献策。

（1）FOP 标签的知信行及其影响因素。学者们基于问卷调查法获取消费者对 FOP 标签的知信行（认知、使用）情况，如 Gorton 等（2008）在新西兰调查 1 525 名超市购物者对多交通灯信号标签、单一交通灯信号标签、营养信息列表和每日摄入量指南等 4 种标签的使用程度发现，多交通灯信号标签最易理解且消费者使用最多，而相比之下，营养信息列表由于可读性差，标示位置不显眼，而较少被使用。Grunert 等（2010）调查英国、瑞典、法国、德国、波兰和匈牙利欧洲 6 国居民对 FOP 标签的了解情况发现，很少受访者没听过 FOP 标签，仅 16.8%关注，由于英国政府的宣传力度大，英国人对标签的认知程度最高。Freire 等（2017）对厄瓜多尔 178 名消费者开展调查发现，多数受访者认识交通灯信号标签，并比较理解其传达信息的功能。Teran 等（2019）评估厄瓜多尔 73 名消费者发现，88.7%的受访者了解交通灯信号标签的目的，并有 27.4%的人使用。可见，从 Grunert 等（2010）、Freire 等（2017）和 Teran 等（2019）3 篇文献的发表时间来看，消费者认识、理解并使用 FOP 标签需要一个过程，在 FOP 标签系统启动阶段，绝大多数消费者并非了解，但随着社会宣传的推进，越来越多的消费者在日常生活中接触并理解如何使用。

虽然时间是促进认识和使用的"催化剂"，但哪些消费者更倾向于使用 FOP 标签呢？一些学者对此开展了研究，Edge 等（2014）在美国调查发现，当早餐麦片、冷冻主菜、沙拉酱、零食和饮料贴有 FOP 标签时，教育水平越高的居民越能理解，且准确评估产品的营养价值。营养知识方面，Miller 等（2015）调查发现，营养知识丰富的居民通过 FOP 标签评估食品健康程度的可能性较高，而营养知识较少的居民容易被标签的热量、钠和脂肪的含量信息所误导。然而，少数学者认为 FOP 标签选择在不同的人群中没有显著差异。

Goodman 等（2013）调查发现，交通灯信号标签在引导消费者选择低钠产品方面不存在人群差异。当前，关于 FOP 标签知信行行为是否存在影响因素仍存在争议，持有影响论的学者认为，教育水平、营养知识两个因素发挥正向显著的影响，而其他学者认为 FOP 标签易于认识和理解，任何人都能使用，不存在人口社会特征，因此，该领域有待于开展更多的研究，为政府、社会组织、企业推动 FOP 标签提供目标人群营销的决策依据。

（2）FOP 标签系统的实施效果。自 FOP 标签系统在不少国家实施以来，学者们密切关注其产生的效果，围绕交通灯信号标签、健康星级评分系统对生产商改良配方以及居民购买健康食品购买、营养素摄入、饮食习惯、营养健康等方面开展文献检索、问卷调查、随机对照实验分析发现，研究结论存在争议：一部分学者认为实施效果良好，Balcombe 等（2010）通过选择模型（CE）研究发现，英国消费者对交通灯信号标签中显示红色信号的盐和饱和脂肪有强烈的偏好，倾向于购买不含任何红色信号的食品。Sacks 等（2011）对澳大利亚 18 岁以上居民使用交通灯信号标签预防肥胖的成本收益分析发现，该标签有效且节省消费者选择健康食品的时间成本，减少了不健康食品的消费支出，最终降低了成年人的平均体重。Roodenburg 等（2011）评估多国居民采用 FOP 标签的有效性发现，标签对食品配方产生积极的影响，也提高了消费者的健康意识和改善了膳食营养结构。Temple 等（2011）评估 FOP 标签对居民食物选择和营养摄入的影响发现，交通灯信号标签降低了体重较轻女性的热量摄入，增加了显示绿色信号的食品消费量，减少了红色信号的食品消费量。Roberto 等（2012a）分析 FOP 标签对消费者的健康食品购买行为影响发现，"交通灯信号+每日热量需求"组合标签使消费者在有限的购物时间和注意力范围内选择更健康食品。Hawley 等（2013）通过收集 2004 年 1 月至 2011 年 2 月发表的 28 篇学术论文分析发现，交通灯信号标签 7 年来一直引导消费者识别更健康的产品。Van Camp 等（2012）探讨了 2007—2009 年英国食品零售商和生产商使用 FOP 标签前后的效果发现，抽样的 2 201 种产品均减少了钠和糖的含量。Newman 等（2014）调查发现，FOP 标签对食品零售商的态度和购物者的关注有直接调节作用，有助于根据消费者的需求细分市场，帮助零售商建立非价格竞争优势。Kees 等（2014）比较了 FOP 标签对消费者的影响发现，FOP 标签对消费者的食品选择产生正向的引导作用。Thorndik 等（2014）评估交通灯信号标签 2 年来的实施效果发现，交通灯信号标签使居民形成了健康饮食行为。Dodds 等（2014）采用随机对照试验对 329 名消费者调查发现，交通灯信号标签有效引导消费者从快餐菜单中选择低热量的食品。Scarborough 等（2015）从英国连锁超市的会员名单中招募 187 个参与者进行一项在线交通灯信号标签的选择实验发现，与绿色信号的健康食品相比，参与者更关注如何避免食用红色信号的高糖高盐高油食品。Trudel 等（2015）调查消费者发现，交通灯信号标签对消费者感知食品质量和选择健康食品产生很大的促进作用。Hamlin 等（2015）随机抽取 250 名新西兰大学生对 FOP 标签的使用情况发现，FOP 标签提高了消费者对健康食品的购买意愿。Colson 等（2016）调查 733 个家长为孩子购买健康食品的行为发现，FOP 标签作为一种有效的信号和营销手段，促使超重或肥胖儿童的父母购买更健康的食品。Freire 等（2017）对厄瓜多尔的食品生产商使用交通灯信号标签情况开展调查发现，一些生产商已经降低了产品中脂肪、糖、盐含量。Emrich 等（2017）模拟加拿大 19 岁及以上成年人不食用红色信号食品对他们的热量、总脂肪、饱和脂肪、钠和糖摄入的影响发现，交通灯信号标签有助于改善膳食结构和降低慢性病风险，热量、总脂肪、饱和脂肪和钠的摄入量也显著降低。Cliona 等（2017a，2017b）分析发现，交通灯信号标签、健康星级评分比营养信息列表更有用，更容易理解，经常使用评分系统的新西兰消费者购买的食品更健康，尤其是健康星级评分系统促进了食品的重新配方，提高了膳食纤维含量和降低了饱和脂肪、总糖和钠含量。Newman 等（2018）研究了零售货架 FOP 标签对消费者的产品评价发现，标示帮助消费者解释的 FOP 标签能引导消费者比较不同的产品，获得更多的好处。

　　然而，有些学者认为实施效果不理想，在提高消费者的健康水平与改善食品配方方面的作用有限。Sacks 等（2009）在 2007 年调查了英国交通灯信号标签发布前后 4 周的食品销售额发现，交通灯信号标签的引入对消费者的健康水平没有显著的影响。Van Camp 等（2010）调查发现，当英国的交通灯信号标签处于自愿实施阶段时，生产商有权利在食品中选择标示 FOP 标签，导致强制实施的营养信息列表比交通灯信号标签的应用更为广泛，限制了消费者快速识别健康食品的能力。Kim 等（2012）调查了 FOP 标签对美国消费者的饮料购买行为影响发现，由于标签信息具有误导性，没有正向引导消费者选择健康饮料，反而使他们选择了软饮料和非纯果汁饮料。Roberto 等（2012b）采用营养概况模型（NPM）评估 2009 年美国产品标示明智选择营养标签的效果发现，64% 标示明智选择标签的产品没有受到严格审查，不符合 NPM 健康食品标准，不健康成分超标。Savoie 等（2013）评估交通灯信号标签、每日摄入量指南等 4 种 FOP 标签对消费者的健康食品认知和购买意愿影响发现，虽然 FOP 标签很受欢迎，但容易混淆消费者对标签的理解，标签对居民膳食的影响有待进一步研究。Hamlin 等（2016）在新西兰超市招募 1 200 名消费者调查健康星级评分系统对他们购买行为的影响发现，评分系统存在明显的功能缺陷，不考虑消费者的口味与偏好，一味推荐健康产品，不具备兼顾口感、风味与营养的作用。Graham 等（2016）通过对 153 名孩子家长开展随机对比实验发现，由于小孩对膨化食品、巧克力和碳酸饮料的强烈偏好，使交通灯信号标签和预先事实 FOP 标签都不能显著降低他们对饱和脂肪、钠、糖的摄入量。Christoforou 等（2018）评估加拿大超市销售的产品发现，超加工食品（比新鲜食品更多添加钠、糖）越来越多地使用 FOP 标签，在货架上的比重越来越大，导致消费者只能在超加工食品中选择健康食品。Acton 等（2018a）研究高糖标签对消费者购买饮料的影响发现，虽然高糖标签有鼓励受访者选择含糖较少饮料的可能性，但高糖标签的总体效果不具有统计显著性。

由此可见，在多数国家，FOP 标签系统处于尚未成熟、自愿实施阶段，对于标签是否发挥预期作用，引起了不少学者的关注，因而产生的研究成果最多，对标签系统的褒贬不一。但由于消费者、生产者接受标签需要一个过程，且实施当局也在根据消费者的偏好和反馈进行设计与完善，实施当局、消费者、生产者之间是一个动态博弈的过程，因此，标签的内容、格式及其运行与监管机制都存在一个优化的空间，只要三方动态博弈均衡，FOP 标签系统才真正发挥应有的作用。从发表的时间来看，起初学者们都站在消费者的视角评估标签有效性，到后来，从改变生产者行为的视角开展研究。虽然 FOP 标签系统的实施目的是促进健康食品供需平衡，但如英国、瑞典、澳大利亚等国家政府主导实施的标签系统，涉及政府部门、非政府组织的实施成本收益评估以及整个国家的成本收益分析，也是 FOP 标签有效性评估的一部分。因此，下一步的研究可考虑从政府、非政府组织以及国家等宏观视角开展。

（3）不同类型 FOP 标签影响比较。FOP 标签分为特定营养素体系、总结指示体系、食物类别信息体系三种类型（Institute of Medicine，2010），如高糖高盐高脂肪的警告标签、交通灯信号标签、每日摄入量指南、预先事实 FOP 标签属于特定营养素体系；5 色营养标签、星星标签、笑脸标签、绿色打勾标签、明智选择标签属于总结指示体系，如雀巢全谷物食品的"全谷物保证"图标属于食物类别信息体系。为制定一款适合大众的 FOP 标签，学者们普遍采用了随机对照实验分析不同类型 FOP 标签对消费者的影响，从中选择消费者最偏好的一类标签。Feunekes 等（2008）评估欧洲 4 国 8 种 FOP 标签对消费者友好程度（理解、喜欢和可信度）及决策（使用意图和处理时间）的影响发现，较简单的（如星星标签、笑脸标签）和较复杂的（如交通灯信号标签、健康之轮和每日摄入量指南）标签之间仅存在细微的差异，但国家主导和国际卫生组织认可的标签能在很大程度上提高消费者的可信度；与较复杂的标签相比，受访者仅需要较少的时间了解简单的 FOP 标签，并作出快速的购买决策。Andrews 等（2011）对 520 名成年消费者开展随机对照实验发现，与"交通灯信号+每日摄入量指南"组合标签相比，明智选择标签可积极引导消费者选择健康食品。White 等（2012）对 91 名澳大利亚和新西兰参议会议员调查发现，有 62 名议员认为，交通灯信号标签比其他标签在帮助消费者识别健康食品方面做得更好，但 29 人却指出交通灯信号标签并非比其他标签好。Roberto 等（2012c）在线调查 703 名美国成年人开展随机选择实验，分析他们对预先事实 FOP 标签与交通灯信号标签的认知发现，"交通灯信号+蛋白与纤维含量"组合标签比交通灯信号标签、预先事实 FOP 标签、"预先事实+激励信息"组合标签更能提高消费者的营养知识水平和标签认知。Goodman 等（2013）考察 4 种 FOP 标签对消费者选择健康食品的影响发现，交通灯信号标签在引导消费者选择低钠产品方面最有效，也最让消费者喜欢、理解和信任。Herpen 等（2014）探讨交通灯信号标签、每日摄入量指南等 FOP 标签发现，交通灯信号标签能在不同产品之间、同一产品之间传递较多信息。Ducrot 等（2015）对潜在营养健康风险的 14 230 个法国成年人使用每日摄入量指南、交通灯信号标签、5 色标签、绿色打钩等 FOP 标签的情况发现，FOP 标签能影响消费者对食品的健康排序，且 5 色标签的影响最大，尤其对缺乏营养知识群体的影响最大。Newman 等（2016）通过在线调查和随机对照试验发现，当消费者在非比较性的背景下对某一食品进行评价时，特定数量信息的营养提示比评价性营养提示更能引导消费者对健康产品的评价和购买意愿。Talati 等（2016）调查澳大利亚珀斯 50 名 18 岁及以上成年人和 35 名 10~17 岁未成年人使用每日摄入量指南、交通灯信号标签、健康星级评分系统的情况发现，消费者最偏好健康星级评分系统选择除零食和甜点以外的食品。Arrúa 等（2017）通过分析 387 个消费者比较每日摄入量指南和交通灯信号标签在吸引注意力、感知健康的影响和区分产品的能力发现，与每日摄入量指南相比，交通灯信号标签对高热量、饱和脂肪、糖、钠含量产品的警告提高了消费者正确识别营养成分的能力。Neal 等（2017）分析发现，与其他 FOP 标签相比，澳大利亚消费者更偏好健康星级评分系统，虽然警告标签让人们选择更健康的食品，但健康星级评分系统比交通灯信号标签、每日摄入量指南更容易被消费者理解，且健康星级评分系统比每日摄入量指南更实用。Talati 等（2017b）研究交通灯信号标签、每日摄入量指南、健康星级评分系统对澳大利亚消费者支付意愿的影响发现，健康星级评分系统是唯一一个让消费者更愿意购买健康产品的营养标签。Sanjari 等（2017）通过情境处理方式梳理多篇文献发现，消费者可能在不同情境下喜欢不同的 FOP 标签，并且在不同情境下对相同的标签有不同的反应。Pettigrew 等（2017）随机抽取一些澳大利亚消费者调查发现，由于健康星级评分系统使用方便、易解释，44% 的澳大利亚人最喜欢健康星级评分系统，而不喜欢交通灯信号标签和每日摄入量指南。Lunde-berg 等（2018）通过调查交通灯信号标签和健康星级评分系统对 306 个大学生在不同产品的健康感知和购买意愿的影响发现，健康星级评分系统最能帮助消费者正确区分健康食品。Khandpur 等（2018）

测试了警告标签和交通灯信号标签对 1 607 名巴西成年人的健康食品感知、理解和购买意愿的影响发现，与交通灯信号标签相比，警告标签在改善消费者食品选择方面更有效，有助于加强他们对过量营养成分的理解，提高他们识别更健康食品的能力和购买意愿。Acton等（2019）对 3 584 名 13 岁及以上加拿大人开展随机对照试验发现，FOP 标签促使受访者选择健康食品和饮料，但高糖警告标签比交通灯信号标签、健康星级评分系统更有效。

从研究观点可知，FOP 标签系统对消费者的标签认知与理解以及健康食品的识别、购买意愿与选择行为的影响因为标签类型、消费者的年龄、国籍等不同而不同，也就是说，在某类 FOP 标签尚未成为消费者购买健康食品唯一依据之前，每一种标签都有其作用和合理性。随着时间推移，学者们倾向于列出新出台的标签与主流的标签比较它们对消费者的影响，这有助于了解计划实施或正在实施 FOP 标签系统的国家从消费者的角度去正视标签的优势与不足，且吸收其他标签的优势，补足短板，建议未来的研究可以从生产者的视角，去分析不同的标签对他们改进食品配方的影响程度，更好地将生产和消费衔接起来。

（4）FOP 标签格式与内容的影响比较。对于 FOP 标签内容与格式研究，学者们同样站在消费者理解与使用的角度调查标签的信息类型、内容、格式、颜色产生的影响。整个标签方面，Antúnez等（2015）研究 FOP 标签的颜色和文本描述两种解释性辅助手段对 54 名消费者的注意力捕获及其对他们营养信息理解的影响发现，颜色和文本的组合似乎是吸引注意力和理解营养信息的最有效方法。Acton 等（2018b）调查 234 名 16 岁及以上加拿大人对 FOP 标签的认知发现，使用边框、颜色和符号等特点的标签可以增加 FOP 标签的使用率。图形或符号方面，Graham 等（2015）通过对美国123 名家长和他们的小孩开展随机实验发现，FOP 标签因其解释性图标比营养成分表更容易受关注，从而提高了使用率。Mandle 等（2015）比较亚洲、非洲、中东和拉丁美洲 20 个国家的营养标签使用情况发现，虽然不同消费者在使用和理解营养标签之间存在差异，但比较偏好图形或符号的标签格式。营养信息方面，Roberto 等（2012d）通过分析美国明智选择标签对消费者的早餐麦片认知和热量摄入发现，FOP 标签的热量含量信息可以增加消费者的知识，但明智选择标签对热量摄入行为几乎没有影响。Drescher 等（2014）调查德国消费者发现，虽然低脂含量信息对消费者选择不显示交通灯信号的食品没有显著影响，但产品如果标示交通灯信号标签，加入低脂含量信息，将对食品选择有积极的影响。参考量方面，Raats 等（2015）对 13 117 个欧洲 6 国居民的 FOP 标签使用情况调查发现，标示每 100g 的参考量与标示典型的分量大小非常不同，标示每 100g 标签产品的健康程度明显低于"典型"或"半典型"的分量大小。信息类型方面，Bui 等（2013）探讨了 FOP 标签不同信息类型对父母选择儿童食品的影响发现，与综合指标系统相比，食品组信息系统能促进家长选择更健康的食品。颜色方面，Koenigstorfer 等（2014）研究 FOP 标签颜色对 160 名消费者视觉注意力和健康食品选择的影响发现，当交通灯信号标签没有颜色编码的情况下，消费者对零食包装的健康标识关注度降低，而标示不同颜色后，消费者愿意选择更健康的零食产品。格式方面，Draper 等（2013）采用深度访谈方法分析消费者使用 FOP 标签购买食品行为发现，市场上存在的多元 FOP 标签格式可能会阻碍消费者的理解和使用，认为单一格式的标签可能会鼓励消费者选择健康食品。

归纳而言，FOP 标签系统因其吸引注意力，比其他标签产生的影响大，已毋庸置疑，但该领域的研究旨在优化 FOP 标签的展示效果，提高消费者的使用率，所以，颜色、内容、格式或其组合的消费者调查是非常有意义的，通过文献可知，简单易懂且具有图形（或文本)、颜色，附加少数关键营养成分信息的 FOP 标签 似乎是一种吸引大众使用的共性特征。然而，FOP 标签内容与格式设计是一个复杂的系统工程，除了调查已有标签对消费者的影响之外，建议未来的研究要调查消费者的偏好，根据他们的需求进行设计，可能会产生事半功倍的效果。

　　FOP 标签系统是全球发展趋势，会有越来越多的学者关注该领域和产生更多的研究成果。很显然，我国虽然起步晚，但作为食品消费大国，FOP 标签系统研究空间远远大于其他国家，研究领域涉及筹备到正式实施，再到评估与优化，将会吸引众多国内外学者关注。那如何利用国际研究经验指导我国的研究和实践呢？一方面，我国缺乏对国际有影响力的 FOP 标签系统（如英国的交通灯信号标签、美国的明智选择营养标签、澳大利亚的健康星级评分系统）开展案例研究，这是我国学界应该开展的研究领域，借鉴发达国家的标签及其算法设计、管理框架和运行机制设置、社会宣传、评估方法等经验做法，为我国实施 FOP 标签系统提供决策依据；另一方面，借鉴国际前沿的研究方法开展我国消费者对 FOP 标签的认识、理解和使用行为及其影响因素、标签实施的效果评估、不同类型标签之间的影响比较、不同标签格式与内容之间的影响比较等系列研究，有助于缩小国际学术水平差距。与此同时，发挥后发优势，开展政府、非政府组织的标签实施成本收益分析，评估标签的实施效果，从生产者的视角分析不同标签对他们改进食品配方的影响程度以及调查消费者对标签内容与格式的偏好。

　　当前谷薯类营养产业化研究成果逐渐增多，主要聚焦个别谷薯类品种营养结构改善的关键技术提出相应的产业化推动措施，比较分散，缺乏系统性和可操作性，较少从消费者、生产商的视角研究粮食制品均衡营养产业化开发途径与保障措施。而且，我国 FOP 标签系统尚未正式实施，运用到粮食制品或许能有效提高粮食制品均衡营养的供需量，因此，开展我国粮食制品均衡营养产业化与 FOP 标签系统建设具有丰富的研究价值。

（四）研究内容和目标

1. 研究内容

本研究将我国粮食制品均衡营养供需状况及其产业化调查与开发途径、澳大利亚健康星级评分系统与经验借鉴、我国各利益群体对 FOP 标签的看法、粮食制品 FOP 均衡营养标签系统运作机制等 5 个核心内容分为以下七个章节，全面介绍各项研究内容及其取得的结果和结论。

第一章为引言，开篇阐述了研究的背景与意义，接着从食物营养产业化发展、FOP 标签系统进行文献综述，然后概述研究内容、研究目标、研究方法与创新点。

第二章围绕我国粮食制品均衡营养供需，一方面调查 4 个典型粮食制品生产商供应的针对不同人群、营养慢性病患者、不同季节、不同口味以及方便快捷的营养性产品情况；另一方面调查我国居民对粮食制品营养认知、包括精制米制品、精制面食、全谷物食品、杂豆、薯制品的消费频率及总量。

第三章是在调研的基础上提出粮食制品均衡营养产业化开发途径，首先调查典型粮食制品生产商开发粮食制品均衡营养的计划及其原料、配方、加工技术、质量管理等产业化方面的做法；其次提出适合我国粮食制品均衡营养产业化在育种、栽培、储运、加工等环节的开发途径；最后设计 FOP 标签系统对粮食制品均衡营养产业化的作用机制，为第四章、第五章的研究提供基础。

第四章详细介绍澳大利亚当前实施的 FOP 标签系统——健康星级评分系统，从标签类型、健康星级评分算法、管理架构、宣传推广、实施效果、优化措施等方面剖析，然后借鉴健康星级评分系统，提出发展我国粮食制品 FOP 均衡营养标签系统的经验启示。

第五章围绕借鉴健康星级评分系统在我国实施粮食制品 FOP 均衡营养标签的属性偏好、应用意义与效果、推动市场需求作用、难度、需要的政策推动力度等方面，调查了我国居民、典型粮食制品生产商、行业专家的看法。

第六章提出了我国粮食制品 FOP 均衡营养标签系统的运作机制，主要从标签图标设计理念、标签适用范围、均衡营养程度的算法、管理体系和大数据库、宣传推广方式、实施阶段进行阐述。

第七章总结主要的研究结论，并提出支撑我国粮食制品均衡营养产业化开发以及 FOP 标签系统运行的保障措施。

2. 研究目标

本研究充分应用农学、营养学、食品标准与法规、食品营养学、食品包装学、食品工艺学、农业经济学、信息经济学、消费者行为学、消费心理学、企业行为理论、食品企业经营管理学等学科知识，对粮食制品均衡营养产业化与 FOP 标签系统建设开展研究。

（1）提出我国粮食制品均衡营养产业化开发途径。根据我国居民过多追求精制米面存在的营养失衡问题，有必要调整粮食制品均衡营养的供给结构，从粮食育种、栽培、储运、加工等环节提出均衡营养产业化的开发途径。

（2）构建我国粮食制品 FOP 均衡营养标签系统。FOP 标签是衔接健康食品生产和消费的信息媒介，发达国家的 FOP 标签走在世界前沿，发挥了示范作用。为弥补我国 FOP 标签系统研究空白，发挥 FOP 标签引导消费与指导生产的作用，本书在借鉴澳大利亚健康星级评分系统经验做法的基础上，提出我国粮食制品 FOP 均衡营养标签系统的运行机制。

（3）提出我国粮食制品均衡营养产业化与 FOP 标签系统建设的保障措施。我国粮食制品均衡营养产业化与 FOP 标签系统对促进居民从粮食制品中摄入均衡营养成分有重要的作用。本书致力于从政策法规、科技、资金、教育、信息管理、产业经营等方面提出保障措施。

围绕研究内容与目的，本研究的技术路线如图 1-2 所示。

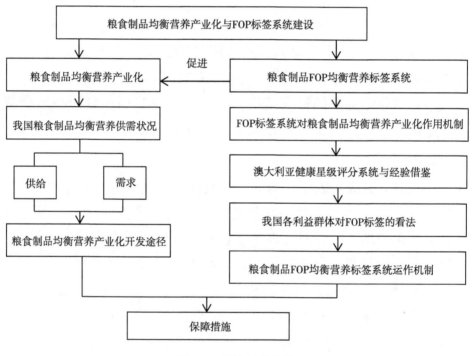

图 1-2　研究技术路线

（五）研究方法和创新点

1. 研究方法是问卷调查法与案例研究法

（1）问卷调查法。粮食制品均衡营养供需与 FOP 标签系统应用涉及消费者、生产者等利益群体。本书采取问卷调查法收集相关数据（见附录），一方面，依托技慕驿动市场调查公司采用自填式问卷方式在线收集覆盖全国且不同年龄段居民的调查数据，包括居民的粮食制品营养认知、家庭粮食制品消费频率及总量、FOP 均衡营养标签属性偏好；另一方面，实地走访黑龙江省五常金禾米业有限责任公司（金禾米业）、北京古船面粉集团（北京古船）、邢台金沙河面业有限责任公司（金沙河）、北京薯乐康农业科技有限公司（薯乐康）4 家典型粮食制品生产商，收集粮食制品均衡营养供给情况、未来的产品计划及相应的产业化措施、FOP 均衡营养标签的应用意义与效果、推动市场需求作用与难度、需要的政策推动力度等数据。此外，通过咨询粮食制品行业专家，收集粮食制品 FOP 均衡营养标签实施可行性的调查数据。

（2）案例研究法。为构建我国粮食制品 FOP 均衡营养标签系统，本书选取走在国际前沿的澳大利亚健康星级评分系统开展案例分析，从标签类型、健康星级评分算法、管理架构、宣传推广、实施效果、优化措施等方面展开介绍，并结合我国居民膳食模式与偏好、粮食制品供需情况、食品营养标签管理方式提出经验启发。

2. 本研究的创新点在于研究视角和研究内容的创新

（1）研究视角创新。FOP 标签对接消费者和生产者，而根据文献综述，FOP 标签系统研究主要基于消费者视角，研究消费者对标签的知信行及其影响因素、标签内容与格式偏好，而从生产者的视角开展研究较为少见。由于 FOP 标签不仅干预消费者的饮食行为，而且鼓励生产者开展健康食品生产，与粮食制品均衡营养产业化紧密联系。因此，本书创新研究视角，从生产者的视角调查典型粮食制品生产商的包装经理、产品经理、品控经理、市场经理对 FOP 均衡营养标签在我国粮食制品的应用意义、应用效果、推动市场需求、应用难度、需要的政策推动力度等问题的看法。

（2）研究内容创新。创新性地研究适合我国的粮食制品 FOP 均衡营养标签系统。在我国，食品预包装营养标签起步晚，2013 年 1 月 1 日起正式实施《预包装食品营养标签通则》（GB 28050—2011），强制要求生产商向消费者提供营养成分表、营养声称和营养成分功能声称等食品营养信息。由于营养成分表等营养标签的使用率低，实施效果不理想，近年来，中国营养学会关注 FOP 标签，尝试将其纳入相关法规修订，以国标的形式推广实施，为体现健康中国减盐、减油、减糖的"三减"要求，于 2017 年 10 月 31 日公布了《预包装食品"健康选择"标识使用规范》（试行），旨在方便消费者比较容易地识别同类食品中的低油、低盐、低糖产品，通过查看食品包装正面的"健康选择"图标，在众多产品中快速挑选更健康的包装食品。《预包装食品"健康选择"标识使用规范》（试行）采用总结性指标体系，控制指标包括脂肪、饱和脂肪、总糖和钠，将《预包装食品营养标签通则（GB 28050）》和《中国居民膳食营养素参考摄入量（2013 版）》作为参考标准，针对乳及乳制品、坚果和籽类、粮谷类制品、肉制品、水产制品、蛋制品、豆类制品（发酵类除外）、蔬果产品、水和饮料以及其他食品类别制定相应的阈值标准，授予满足标准的食品"健康选择"图标表明其健康特性，图标显示在最小销售单元包装上。然而，《预包装食品"健康选择"标识使用规范》（试行）以减少油、盐、糖作为衡量或判断食品是否健康的标准规则，而对蛋白质、膳食纤维等有益营养物质含量未加关注。因此，本书侧重于保障我国居民从粮食制品中摄入相互比例合理的宏量营养素、微量营养素和膳食纤维，所以，FOP 均衡营养标签系统是我国崭新的研究领域，值得探索和研究。

第二章　我国粮食制品均衡营养供需状况

本章围绕我国粮食制品均衡营养供需状况，对当前我国粮食制品生产商的营养性产品供应情况与我国居民对粮食制品营养认知和消费进行调查分析。

（一）我国粮食制品均衡营养供给状况

为了解我国粮食制品均衡营养的供给状况，本研究在米制品、面制品、薯类制品生产商中选择了金禾米业、北京古船、金沙河、北薯乐康开展实地走访，参观了粮食制品的生产、加工、储运、销售等工作环节以及产品展示厅，并邀请1位包装经理、1位产品经理、1位品控经理、1位市场经理开展座谈会，现场填写粮食制品均衡营养供给情况调查问卷（见附录2）。4个典型生产商目前供应的营养性粮食制品情况，见下表所示。

（1）针对不同人群（儿童、老人），金禾米业开发了针对儿童的产品，如宝宝蔬菜粥、儿童粥米，也开发了针对老人的产品，如中老年营养粥；北京古船没有开发针对不同人群的产品，但其"7+1"营养强化系列面粉供应幼儿园儿童食用；金沙河不仅开发针对儿童的宝宝面，还有针对老人群体的寿面；薯乐康开发的马铃薯主食产品丰富，如针对儿童的产品有马铃薯奶片、马铃薯奶酥和马铃薯儿童挂面等，而针对中老年人的产品有荞麦刀削面。

表　受调查生产商的营养性粮食制品供应情况

	目前企业有没有开发针对不同人群（儿童、老人）的产品	目前企业有没有开发针对营养性疾病患者的产品	目前企业有没有开发针对不同季节的营养性产品	目前企业有没有开发不同口味的产品	目前企业有没有开发方便快捷的产品
金禾米业	宝宝蔬菜粥、儿童粥米、中老年营养粥	胚芽糙米	无	糙米、雅米	无
北京古船	无	营养强化面粉	无	系列微波蛋糕粉（玉米、巧克力、全麦、胚芽等）、系列果蔬饺子粉（菠菜、胡萝卜等）	微波蛋糕粉、免煮金丝面、免煮荞麦面、自发粉、全麦面包粉（预拌粉）
金沙河	儿童宝宝面、寿面	荞麦、燕麦、绿豆等挂面	凉面	各种蔬菜（胡萝卜、番茄、菠菜等）、各类杂粮（燕麦、荞麦、玉米、绿豆等）、北京鸡蛋、兰州拉面等风味的挂面	自发粉
薯乐康	马铃薯儿童挂面、马铃薯奶片、马铃薯冲调系列产品	荞麦刀削面、马铃薯冲调系列产品	土豆冰淇淋	不同口味的马铃薯奶片、（原味、黄豆杏仁味）的马铃薯冲调系列产品、（黄土豆、紫土豆）面粉	马铃薯冲调系列、奶片系列、饭煲鲜、土豆干、马铃薯薯片、湿面系列

注：根据调查数据整理

（2）针对营养慢性病患者，金禾米业开发的胚芽糙米产品适合糖尿病人群食用，北京古船开发的营养强化面粉为营养缺失症患者提供微量营养素，金沙河开发了荞麦与高钙挂面，薯乐康开发了荞麦刀削面、低钠低脂土豆刀削面等产品。

（3）针对不同季节的营养性产品，仅金沙河、薯乐康开发了适合夏季食用的产品，如金沙河的凉面和薯乐康的土豆冰淇淋、土豆饮料。

（4）开发不同口味的产品，北京古船开发了系列微波蛋糕粉（玉米、巧克力、全麦、胚芽等）、系列果蔬饺子粉（菠菜、胡萝卜等）；金沙河开发了各种蔬菜（胡萝卜、番茄、菠菜等）、各类杂粮

（燕麦、荞麦、玉米、绿豆等）以及北京鸡蛋、兰州拉面等风味挂面；薯乐康开发不同口味的马铃薯奶片、（原味、黄豆、杏仁味）的马铃薯冲调系列产品、（黄土豆、紫土豆）面粉；金禾米业围绕稻花香2号品种开发了糙米、雅米2种不同口味的产品。

（5）开发方便快捷产品方面，随着方便食品成为食品工业的重点领域，北京古船开发了微波蛋糕粉、免煮金丝面、免煮荞麦面、自发粉、全麦面包粉（预拌粉）；金沙河开发了自发粉；薯乐康开发了冲调系列、奶片系列、饭煲鲜、土豆干、马铃薯薯片、湿面系列等产品。

（二）我国粮食制品均衡营养需求状况

为收集覆盖全国且不同年龄段的代表性问卷数据（见附录1），本研究依托技慕驿动市场调查有限公司采用自填式问卷开展在线数据收集。技慕驿动是全球领先的调研公司，在我国专注在线调研和数据服务，构建了全亚太样本数据库，覆盖14个国家和地区，在我国有100多万受访调查会员。技慕驿动公司于2019年6月25日至7月15日在全国范围内采用分层抽样调查方法收集1 610个城乡居民样本，这些样本在七大区域（华北、东北、华东、华中、华南、西南、西北）平均分布，其中，东北地区220人，华北地区236人，华东地区250人，华南地区227人，华中地区229人，西北地区218人，西南地区230人。而且，各年龄段比较均匀分布，15~18岁有278人，19~30岁有381人，31~40岁有364人，41~59岁有323人，60岁及以上有264人。

1. 我国居民对粮食制品营养认知

通过调查我国居民对粮食制品营养的认知发现，1 505个受访居民（占93.48%）不认为米面越精细越好的说法，关于吃哪种粮食制品对个人营养健康更好的问题，大多数人（1 227 人）认为细粮和粗杂粮搭配对个人营养健康更好（占 76.21%）；326 人认为是粗杂粮（占 20.25%）；38 人认为是细粮（占 2.36%）。然而，也有少数人（19 人）说不清楚（仅占 1.18%）。这表明，大部分居民有粮食制品均衡营养意识，知道粗细搭配的粮食制品营养健康，精制米面并非营养健康。

关于最信任哪个渠道科普的粮食制品营养知识，在 1 610 受访者中，最多人认为是营养专家，有 962 人，接近 60%，其次有 280 人认为是政府（占 17.39%），有 247 人认为是亲朋好友与邻居（占 15.34%），有 82 人对任何一方都不相信（占 5.09%），有 23 人认为是商业广告（占 1.43%）。由此可见，我国居民比较信任专家科普的营养知识。

针对精制米面缺乏微量营养素的问题，就如何从哪个产业化环节促进粮食制品均衡营养，较多受访者认为需要改进加工工艺，其次是改进粮食品种和烹饪方式。可见，我国多数居民了解精制米面缺乏微量营养素的主要原因是加工过度。

2. 我国居民家庭粮食制品消费频率及总量

据调查，我国受访居民的粮食制品（未烹饪的全谷物食品、精米精面、杂豆类和薯类等）消费支出占食物支出的比例大概是 33.68%，平均每天谷薯类食物消费量为 250g 及以下，达不到中国居民膳食宝塔（2016）的推荐量（250~400g/天）。而且，过半的受访者（51.58%）的饮食习惯是粗粮和细粮搭配，这说明，我国多数居民的饮食习惯科学合理，但仅有 21.93%的受访者将糙米、燕麦、黑米、薏米等全谷物和杂豆融入每日三餐主食和菜肴中。

（1）我国居民家庭的全谷物消费频率及总量。我国居民食用全谷物食品频率方面，2018 年，受访者家庭（本人和经常住在一起的亲人）每周都会食用全谷物食品（全麦制粉、全麦面条、全麦馒头、发芽糙米、糙米米粉）的人数最多，有 690 人（占 42.86%），其次是每天都会食用的人数有 421 人（占 26.15%），每月都会食用的人数有 411 人（占 25.53%），一年当中会食用的人数有 88 人，占 5.47%。对于每天都会食用的人群来说，每天 1 次的比重最高（51.78%），其次是每天 2 次（35.15%）、每天 3 次及以上（13.06%）。对于每周都会食用的人群而言，每周 4~5 次的比例最高（53.62%），其次是每周 3 次及以下（42.61%）、每周 6 次及以上（3.77%）。对于每月都会食用的人群来说，每月 4~6 次的比例最高（49.15%），其次是每月 3 次及以下（44.77%）、每月 7 次及以上（6.08%）。对于每年都会食用的人群而言，每年 6 次及以下的比例最高（50%），其次是每年 7~12 次（36.36%）、每年 13 次及以上（13.64%）。可见，受访者家庭在 2018 年都食用全谷物食品，每周 4~5 次最多，每年 13 次及以上偏少。

居民家庭食用全谷物食品的主要来源方面，来自购买的占 94.04%，其次是自产（6.58%）、其他渠道（0.37%）。居民家庭 2018 年的全谷物食品消费总量方面，10~25kg 的比重最高（37.08%），其次是 25~50kg（25.34%）、10kg 及以下（20.81%）、50kg 以上（16.77%）。

居民家庭 2018 年的全谷物食品消费金额 501~1 000 元居多（占 35.28%），其次是 1 001~2 000 元（26.40%）、500 元及以下（20.12%）、2 001~5 000元（13.54%）、5 000 元以上（4.66%）。

居民家庭平均每次全谷物食品食用量方面，每次食用 101~250g 的比重最高（52.11%），其次是 251~500g（26.21%）、100g 以下（15.09%）、501~1 000g（5.40%）、1 000g 以上（1.18%）。可见，我国居民家庭 2018 年食用的全谷物食品绝大多数来自购买，消费金额 501~1 000 元居多，消费总量以 10~25kg 为主，每次食用 101~250g 的比重最大。

（2）我国居民家庭的精制米制品消费频率及总量。我国居民食用精制米制品（大米、米粉、米线等）的频率方面，2018 年，受访者家庭每天都会食用精制米制品的人数最多，有 764 人（占 47.45%），其次是每周都会食用的人数有 566 人（占 35.16%），每个月都会食用的人数有 254 人（占 15.78%），一年当中都会食用的人数 26 人，占 1.61%。对于每天都会食用的人群来说，每天 2 次的比重最高（45.03%），其次是每天 1 次（39.01%）、每天 3 次及以上（15.97%）。对于每周都会食用的人群而言，每周 4~5 次的比例最高（58.30%），其次是每周 3 次及以下（31.10%）、每周 6 次及以上（10.60%）。对于每月都会食用的人群来说，每月 4~6 次的比例最高（49.21%），其次是每月 3 次及以下（33.46%）、每月 7 次及以上（17.32%）。对于每年都会食用的人群而言，每年 6 次及以下的比例最高（53.85%），每年 7~12 次和每年 13 次及以上均为 23.08%。可见，受访者家庭在 2018 年都食用精制米制品，每天 2 次最多，每年 7 次及以上偏少。

居民家庭食用精制米制品的主要来源方面，来自购买的占 95.34%，其次是自产（4.47%）、其他渠道（0.19%）。居民家庭 2018 年的精制米制品消费总量方面，50kg 以上的比重最高（33.23%），其次是 25~50kg（30.81%）、10~25kg（26.65%）、10kg 及以下（9.32%）。

居民家庭 2018 年的精制米制品消费金额 501~1 000 元居多（占 30.58%），其次是 1 001~2 000 元（29.21%）、2 001~5 000 元（18.33%）、500 元及以下（14.73%）、5 000 元以上（7.15%）。

居民家庭平均每次精制米制品食用量方面，每次食用 101~250g 的比重最高（46.02%），其次是 251~500g（31.43%）、100g 以下（11.43%）、501~1 000g（8.57%）、1 000g 以上（2.55%）。由此可见，我国居民家庭在 2018 年的精制米制品绝大多数来自购买，消费

金额 501~1 000 元居多，消费总量以 10~25kg 居多，每次食用 101~
250g 的比重最大。

（3）我国居民家庭 2018 年精制面食消费频率及总量。我国居民
食用精制面食（面条、包子、水饺、馒头等）的频率方面，2018 年，
受访者家庭每周都会食用精制面食的人数最多，有 762 人（占
47.33%），其次是每月都会食用的人数有 441 人（占 27.39%），每
天都会食用的人数有 338 人（占 20.99%），一年当中会食用的人数
有 69 人，占 4.29%。对于每天都会食用的人群来说，每天 1 次的比
重最高（60.06%），其次是每天 2 次（26.63%）、每天 3 次及以上
（13.31%）。对于每周都会食用的人群而言，每周 4~5 次的比例最高
（52.36%），其次是每周 3 次及以下（41.07%）、每周 6 次及以上
（6.17%）。对于每月都会食用的人群来说，每月 4~6 次的比例最高
（44.22%），其次是每月 3 次及以下（37.19%）、每月 7 次及以上
（18.59%）。对于每年都会食用的人群而言，每年 6 次及以下的比例
最高（55.07%），其次是每年 7~12 次（28.99%）、每年 13 次及以
上（15.94%）。可见，受访者家庭在 2018 年都食用精制面食，每周
4~5 次最多，每年 13 次及以上偏少。

居民家庭食用精制面食的主要来源方面，来自购买的占
96.58%，其次是自产（3.42%）。居民家庭 2018 年的精制面食消费
总量方面，10~25kg 的比重最高（38.76%），其次是 25~50kg
（27.27%）、10kg 及以下（18.70%）、50kg 以上（15.28%）。居民
家庭 2018 年的精制面食消费金额 501~1 000 元居多（占 35.05%），
其次是 1 001~2 000 元（26.23%）、500 元及以下（25.30%）、
2 001~5 000 元（10.88%）、5 000 元以上（2.55%）。居民家庭平均
每次精制面食食用量方面，每次食用 101~250g 的比重最高
（49.13%），其次是 251~500g（30.25%）、100g 以下（12.55%）、
501~1 000g（6.65%）、1 000g 以上（1.43%）。由此可见，我国居

民家庭在 2018 年的精制面食绝大多数来自购买，消费金额 501～1 000 元居多，消费总量以 10～25kg 为主，每次食用 101～250g 的比重最大。

（4）我国居民家庭 2018 年杂豆消费频率及总量。我国居民食用杂豆（绿豆、芸豆、红小豆、赤小豆等）的频率方面，2018 年，受访者家庭每个月都会食用杂豆的人数最多，有 713 人（占 44.29%），其次是每周都会食用的人数有 431 人（占 26.77%）、一年都会食用的人数有 357 人（占 22.17%）、每天都会食用的人数有 109 人（占 6.77%）。对于每天都会食用的人群来说，每天 1 次的比重最高（60.55%），其次是每天 2 次（33.03%）、每天 3 次及以上（6.42%）。对于每周都会食用的人群而言，每周 3 次及以下的比例最高（56.61%），其次是每周 4～5 次（40.14%）、每周 6 次及以上（3.25%）。

对于每月都会食用的人群来说，每月 3 次及以下的比例最高（50.77%），其次是每月 4～6 次（41.37%）、每月 7 次及以上（7.85%）。对于每年都会食用的人群而言，每年 6 次及以下的比例最高（56.30%），其次是每年 7～12 次（29.13%）、每年 13 次及以上（14.57%）。可见，受访者家庭在 2018 年食用杂豆频率最高的是每月 3 次及以下，最低是每天 3 次及以上。

居民家庭食用杂豆的主要来源方面，来自购买的占 95.09%，其次是自产（4.91%）。居民家庭 2018 年的杂豆消费总量方面，10kg 及以下的比重最高（58.01%），其次是 10～25kg（32.30%）、25～50kg（8.26%）、50kg 以上（1.43%）。居民家庭 2018 年的杂豆消费金额 500 元及以下居多（占 60.16%），其次是 501～1 000 元（24.86%）、1 001～2 000 元（11.87%）、2 001～5 000 元（2.86%）、5 000 元以上（0.25%）。居民家庭平均每次杂豆食用量方面，每次食用 100g 以下的比例最高（48.88%），其次是 101～250g

（37.89%）、251～500g（10.87%）、501～1 000g（1.99%）、1 000g以上（0.37%）。由此可见，我国居民家庭在2018年的杂豆绝大多数来自购买，消费金额500元及以下居多，消费总量以10kg及以下居多，每次食用100g以下的比重最大。

（5）我国居民家庭2018年薯制品消费频率及总量。我国居民食用薯制品（红薯、山药、芋头、土豆等）的频率方面，2018年，受访者家庭每月都会食用薯制品的人数最多，有664人（占41.24%），其次是每周都会食用的人数有597人（占37.08%）、一年都会食用的人数有242人（占15.03%）、每天都会食用的人数有107人（占6.65%）。对于每天都会食用的人群来说，每天1次的比重最高（62.62%），其次是每天2次（31.78%）、每天3次及以上（5.61%）。对于每周都会食用的人群而言，每周3次及以下的比例最高（52.43%），其次是每周4～5次（44.72%）、每周6次及以上（2.85%）。

对于每月都会食用的人群来说，每月3次及以下的比例最高（45.48%），其次是每月4～6次（44.88%）、每月7次及以上（9.64%）。对于每年都会食用的人群而言，每年6次及以下的比例最高（50.83%），其次是每年7～12次（32.23%）、每年13次及以上（16.94%）。可见，受访者家庭在2018年都食用薯制品，每个月3次及以下最多，每年6次及以下偏少。

居民家庭食用薯制品的主要来源方面，来自购买的占94.16%，其次是自产（5.65%）、其他（0.19%）。居民家庭2018年的薯制品消费总量方面，10～25kg的比重最高（41.37%），其次是10kg及以下（36.27%）、25～50kg（18.39%）、50kg以上（3.98%）。居民家庭2018年的薯制品消费金额500元及以下居多（占52.02%），其次是501～1 000元（29.89%）、1 001～2 000元（14.36%）、2 001～5 000元（3.23%）、5 000元以上（0.50%）。居民家庭平均每次薯制品食用量方面，每次食用 101~250g 的比例最高（48.88%），其次是 100g 以下（25.09%）、251~500g（21.12%）、501~1 000 g（4.29%）、1 000g 以上（0.62%）。由此可见，我国居民家庭在 2018 年的薯制品绝大多数来自购买，消费金额 500 元及以下居多，消费总量以 10~25kg 居多，每次食用 101~250g 的比重最大。

由上述可知，2018 年，我国受访者家庭食用精制米制品的频率最高（每天食用人数较多），其次是精制面食与全谷物食品（每周食用人数较多）、杂豆与薯制品（每月食用人数较多）。绝大多数居民食用的各种粮食制品均来自购买，全谷物食品、精制米制品、精制面食的全年消费金额以 501~1 000 元居多，而杂豆和薯制品以 500 元及以下为主，全谷物食品、精制米制品、精制面食、薯制品的全年消费总量以 10~25kg 居多且每次大约食用 101~250g，而杂豆消费总量仅以 10kg 及以下为主且每次食用不足 100g。这说明，现阶段我国居民食用精制米面为主，而全谷物食品，杂豆和薯制品消费食用偏少。

（三）本章小结

本章介绍我国金禾米业、北京古船、金沙河、薯乐康等典型粮食制品生产商的粮食制品均衡营养供给情况与消费者的需求情况。供给方面，多数生产商开发了针对不同人群、针对营养性疾病患者、针对不同季节和不同口味以及方便快捷的粮食制品。需求方面，在 1 610 个受访者中，93.48% 不认可米面越精细越好，有 76.21% 认为细粮和粗杂粮搭配对个人营养健康更好，认为当前精制米面缺乏微量营养素的主要原因是加工过度。然而，我国消费者的知行不一，仅 50% 的消费者的饮食习惯是粗粮和细粮搭配，粮食制品绝大多数来自购买，每天吃精制米面的人数近 50%，而每天食用全谷物食品、杂豆、薯制品的人数分别仅 26.15%、6.77%、

6.65%。可见，以需求为导向的粮食制品消费市场中，生产商能尽量满足消费者的需求，但由于大多数消费者较多食用精制米面，这种需求信号促使生产商主要供应精制米面，因此，唯有改进宣传教育方式，真正让消费者的健康意识转化为实际行动才能鼓励粮食制品均衡营养产业化开发。

第三章　我国粮食制品均衡营养
产业化调查与开发

本章在上一章节的基础上，调查我国典型粮食制品生产商的均衡营养产业化措施、开发途径以及 FOP 标签系统对粮食制品均衡营养产业化的作用机制。

（一）粮食制品均衡营养产业化措施调查

典型粮食制品生产商的均衡营养产业化调查情况见下表，在计划推出的均衡营养产品方面，金禾米业计划推出全谷物糙米，金沙河计划供应料包挂面、泡类挂面，薯乐康计划推出马铃薯菠菜面、马铃薯儿童面、马铃薯拌酱面。原料方面，金禾米业统一规范产地尤其是优质产区，加强对水稻种植全程的严格监管以及低温储藏原粮；北京古船计划从多个渠道采购品种良好的小麦；金沙河计划采用全麦粉替代小麦粉作为原料，以药食同源原料作为辅料；薯乐康以内蒙古自治区乌兰察布和山东滕州的马铃薯品种作为原料，侧重富硒等功能性原料。产品配方方面，金禾米业计划采用轻加工工艺，最大限度保护谷物营养；北京古船针对不同客户的要求合理搭配营养；金沙河根据市场反馈调整配方，聘请营养专家改进配方，增加营养健康成分，添加果蔬类成分，减少盐含量；薯乐康针对不同消费群体，调整配方中的营养成分比例，开发适合的营养功能配方；加工技术方面，金禾米业计划引进新的加工设备及技术操作人员，改进加工设备，减少谷类抛光，保留更多营养成分；北京古船计划改进加工工艺，采用超微粉碎技术、混合技术；金沙河在挂面添加杂粮豆类、荞麦、果蔬类，通过调整工艺系数减少对挂面营养品质的影响；薯乐康计划针对产品营养功能性的特点，对加工工艺过程进行调整测试，形成独有的技术专利，强化科研院所合作，采用先进加工设备与工艺进行生产。质量管理方面，金禾米业严格遵守营养性产品的标准，进一步加强质量管理以及新的、更高层次的管理认证，把控营养性产品的各项指标；北京古船计划重新制定食用性、可操作性指标；金沙河计划针对不同营养性产品，建立"原粮/原辅料→加工过程→成品"全程质量监管体系以及营养评价方法；薯乐康计划加强质量体系建设，原料基地和加工全程溯源化管理与认证，构建售后投诉渠道（见下表）。

表　受调查粮食制品生产商计划推出均衡营养产品与产业化做法

	未来企业有没有计划推出均衡营养的产品	如果推出均衡营养产品，企业在原料方面会如何作出改变	如果推出均衡营养产品，企业在配方方面如何作出改变	如果推出均衡营养产品，企业在加工技术方面如何作出改变	如果推出均衡营养产品，企业在质量管理方面如何作出改变
金禾米业	计划推出全谷物糙米	对水稻种植全过程更加严格监管，对稻谷产地尤其是优质产区进行统一规范，低温储藏原料	采用轻加工工艺，最大限度保护谷物营养	引进新的加工设备及技术操作人员，改进加工设备，减少抛光、保留营养	严格遵守营养性产品的标准，进一步加强质量管理以及新的、更高层次的管理认证，把控营养性产品的各项指标
北京古船	无	从多个渠道采购品种良好的小麦	针对不同客户的要求配比和合理搭配营养	改进加工工艺，采用超微粉碎技术、混合技术	制定营养指标，制定食用性、可操作性指标
金沙河	计划推出料包挂面、泡类挂面	用全麦粉替代小麦粉，以药食同源类的原料作为辅料	根据市场反馈进行调整，聘请营养专家改进配方，增加营养健康成分，添加果蔬类成分，减少盐含量	在挂面添加杂粮豆类、荞麦、果蔬类，通过调整工艺系数减少对挂面质量的影响	针对不同营养性产品，建立"原粮/原辅料→加工过程→成品"全过程的质量监管体系以及营养评价方法
薯乐康	计划推出马铃薯菠菜面、马铃薯儿童面、马铃薯拌酱面	以内蒙古乌兰察布和山东滕州的马铃薯品种作为原料，侧重富硒等功能性原料	针对不同消费群体，调整配方中的营养成分比例，开发适合的营养功能配方	针对产品营养功能性的特点，对加工工艺过程进行调整测试，形成独有的技术专利做好完善保护。强化科研院所合作，与加工工厂采用先进加工设备与工艺进行生产	加强质量体系建设，原料基地和加工全程溯源化管理与认证，构建消费投诉渠道

注：根据调查数据整理

（二）粮食制品均衡营养产业化开发途径

均衡营养将成为粮食制品产业发展的主导方向之一。通过走访调查、专家咨询与文献研究，为开发富含营养素、强化营养素和全谷物的粮食制品，我国粮食制品均衡营养产业化涉及粮食育种、栽培、储运、加工等环节的品质营养调控，开发途径如下。

在育种环节，种子是粮食制品均衡营养产业化的源头。目前，我国粮食育种一直以产量为重要指标，但普遍缺乏微量营养素。因此，筛选、培育、评价和审定富含微量营养素的粮食作物新品种很有必要，采用生物强化技术（Biofortification）[①]，开展优良种子培育，让作物的营养物质更加丰富和平衡合理，提高粮食作物中能为人体吸收利用的微量营养素含量。

在栽培环节，粮食作物生长基本涉及晒种、选种、播种、缓苗、田间管理（施肥、追肥、病虫害治理）、收割、入库等阶段，通过综合考虑气候、地形、土壤、日照、水、空气等生产自然条件和生产规模、工具、方法和劳动质量等生产社会条件，采取作物营养强化种植与标准化的种植管理措施充实粮食作物可食部分的营养素含量，为粮食制品高质量加工提供原料基础。

在储运环节，粮食的贮藏、运输对粮食营养品质有所影响，为避免营养成分损失，延缓粮食营养品质变化，需要控制温湿水虫霉等储粮环境，有必要开展科学的清理、干燥、温控、气调、杀虫、防霉抑菌等管理工作。而且，采取科学合理的运输方式、运输半径、运输环境、包装形式、包装材料也能确保粮食的营养

[①]　生物强化技术是改善人体微量营养素缺乏的最佳手段和途径，以满足健康需求为导向的营养型农业及其分子育种不仅能够给人们带来更优质、更富有营养的食品，而且还可以提高农作物产品的附加值，促进农业生产能力和综合效益的全面提高，并成为推进农业可持续发展的新动力（文琴、张春义，2015）。

品质。

在加工环节，为减少小麦磨粉多级分离、稻米加工多次抛光过程中膳食纤维、活性物质、微量元素等营养成分损失或流失，在确保良好感观质量的前提下，在配方上添加精制谷胚、粗粮杂豆等，增加膳食纤维，或者适度添加维生素及矿物质，弥补营养成分的不全面；营养强化加工工艺以及实现工艺的现代化设备上，提倡采用全谷物、平衡膳食谷物等适度加工工艺流程提高粮食制品的营养价值。

（三）FOP 标签系统对粮食制品均衡营养产业化作用机制

从第二章可知，目前我国消费者存在健康意识先于实际行动的情况，仍缺乏粮食制品均衡营养的有效需求，除了消费习惯难以转变的因素外，还在于缺乏有效的宣传引导。虽然我国开展了不少谷物均衡营养宣传活动，如《中国居民膳食指南（2016）》提倡的谷类为主、均衡饮食膳食模式，2017 年第三届全民营养周的"全谷物，营养+"主题宣传，但没有近距离地进入居民的日常生活，虽然消费者的健康意识提高了，但仍较多地选购精制米面。FOP 标签是一种广泛应用于公共产品社会宣传的工具（Hamlin 等，2018），标签比营养成分表更容易说明食品中的整体营养价值，消费者在购物时不需要仓促计算就可以快速辨别并选择健康食品（Armstrong，2014），对营养知识水平与收入较低的人群更显著（Muller 等，2011）。

因此，FOP 标签发挥了在零售店与网络商店"随处可见"的干预效果，传递粮食制品均衡营养信息，能将消费者的健康认知和理解转化为选购健康粮食制品的实际行动，最终 FOP 标签系统发挥了指导消费，消费促进粮食制品均衡营养产业化发展的作用，其作用机制见下图。生产商出厂的粮食制品通过营养评价，即通过分析与计算粮食制品营养成分，开展营养特征选择与判断最终评价是否均衡营养，将均衡营养程度显示在 FOP 标签，方便消费者识别与购买均衡营养程度高的粮食制品，促进生产商规范化地调整产品配方，从育种、栽培、储运、加工等环节推动粮食制品均衡营养产业化。

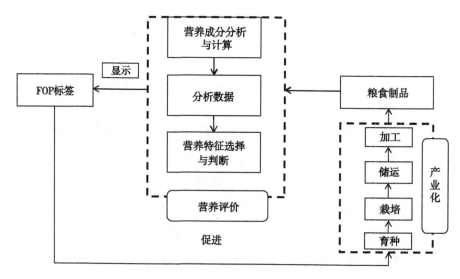

图　FOP 标签系统对粮食制品均衡营养产业化作用机制

（四）本章小结

本章主要介绍了典型粮食制品生产商的均衡营养产业化措施、粮食制品均衡营养产业化开发途径以及 FOP 标签系统对粮食制品均衡营养产业化作用机制。对典型粮食制品生产商调查发现，多家生产商在未来计划推出均衡营养粮食制品，拟准备在原料、配方、加工技术、质量管理等产业化方面做出改变。粮食制品均衡营养产业化要从粮食育种、栽培、储运、加工等环节开展品质营养调控，包括生物强化育种、全程营养强化栽培、储运环境与方式控制、适度合理加工。根据我国消费者对粮食制品均衡营养需求不足的问题，有必要改进宣传方式，将粮食制品均衡营养程度显示在 FOP 标签，引导消费者快速了解粮食制品的均衡营养程度，将健康意识转化为实际的消费行为。

第四章 澳大利亚健康星级评分
系统与经验借鉴

　　澳大利亚是世界上肥胖率较高的国家，根据澳大利亚统计局（ABS）的全国健康调查发现，2017—2018年，67%的澳大利亚成年人和25%的2~17岁儿童超重或肥胖。此外，澳大利亚的食品包装往往让消费者困惑和分心，虽然人们知道哪些食品明显健康，哪些不健康，但很多食品介于两者之间，尤其是超市货架同类食品有多种不同的选择时，人们很难理解食品的营养价值。因此，社会各界呼吁澳大利亚和新西兰政府采取实际行动，集中精力帮助食品生产商和零售商让货架上的食品变得更健康，遏制肥胖以及与饮食相关的疾病问题。

　　健康星级评分系统是2014年6月由澳大利亚和新西兰政府、食品加工业、零售业、公共卫生组织、消费者团体代表在对比了50多个国家的18个先进食物测评系统后合作开发的食品包装符号化营养资料与指引，旨在引导人们在购买同类食品时，根据包装袋标示的星级（解释性评级从0.5~5星以半星递增——星星越多，产品越健康），消除阅读食品标签时的困惑，能快速、简单地识别和比较食品的总体营养状况，做出知情的食物购买以及明智、健康的饮食选择。需要强调的是，健康星级评分系统不是营养信息列表（NIP）[①]，也不

---

① 营养信息列表是指在食品包装背面比较完整的营养成分信息。

能替代营养信息列表，而是提供关键信息的解释性标签（INL）。健康星级评分系统只支持消费者比较同类包装食品的健康程度。2014年6月后的5年内，健康星级评分系统采用自愿使用原则，仅对商店出售的包装类食品进行评级，不针对所有食物评级[①]。健康星级评分系统不可能完全符合澳大利亚和新西兰的膳食指南建议[②]（建议每天均衡饮食），也不可能传达膳食指南包含的所有信息（包括与食物分量/数量或一个人整体饮食有关的信息），且多星级产品不能取代其他健康食品，也不能经常食用和大量食用。

本章节围绕健康星级评分系统的标签类型、评分算法、管理架构、宣传推广、实施效果、优化措施等方面对健康星级评分系统进行介绍，并提出经验启示。

（一）标签类型

《健康星级评分系统类型指南》规定，食品生产商和零售商有责任根据食品（谷物和谷物产品、包装的新鲜水果和蔬菜、调味料、面包和烘焙产品、奶制品和替代品、方便食品）包装袋的大小和可用空间选择使用类型1~5的标签（表4-1）。围绕产品的适用性，包装袋上的健康评分有仅标示食品星级（类型4）、标示星级和营养成分信息（类型1~3)[③]、仅标示食品热量（类型5）等3种方式，其

[①]　新鲜未包装食物（如新鲜水果、蔬菜或肉类）、非营养性调味品（如醋、香草和香料）、非营养性食品（如茶、咖啡）、不适合单独食用的单一成分食物（如面粉）、不需要营养信息列表的食品、特殊用途食品（婴幼儿配方食品、婴幼儿食品、幼儿配方补充食品、运动补充食品或特殊医疗用途食品）。

[②]　《澳大利亚膳食指南》（ADG）就人们应该摄入的食物和饮料的种类和数量提供建议，建议的依据是全食物，而不是特定的食物成分或营养成分，也建议避免某些营养成分高的食物。ADG 将食物分为构成健康饮食基础的食物（水果、蔬菜、谷物、肉类、乳制品）和限制摄入的食物。

[③]　除了星星，食品的营养成分信息直接显示在评级的下面或旁边，其中，指定的营养成分是每100g产品或100mL液体的饱和脂肪、钠（盐）和总糖。

中，类型 5 与英国的单一交通灯信号标签相同，但适用于非乳制品饮料、糖果和食用油等产品。

表 4-1　健康星级评分系统的 5 种标签类型

标签类型		备注
1		"健康星级评分+热量+3 个指定营养成分+1 个可选营养成分"的图标
2		"健康星级评分+热量+3 个指定营养成分"的图标
3		"健康星级评分+热量"的图标
4		健康星级评分图标
5		热量图标

资料来源：http：//www. healthstarrating. gov. au/internet/healthstarrating/publishing. nsf/content/home

根据澳大利亚国家心脏基金会（NHF）和新西兰第一产业部（MPI）的监测数据，在澳大利亚，最多的产品（39%）采用了类型 4 的标签，其次是类型 2（23%）、类型 3（17%）、类型 5（15%）、类型 1（5%）。同样，在新西兰，最多的产品（42%）采用了类型 4，其次是类型 2（18%）、类型 3（17%）、类型 5（16%），类型 1（7%），可见，两国产品较少使用类型 1 标签。但通过调查澳大利亚消费者的偏好发现，最多人喜欢类型 1 标签（63%），其次是类型 4（21%）、类型 2（10%）、类型 3（5%）、类型 5（<1%）。类型 1 容易被理解、识别和提供详细的信息，是消费者最喜欢与首选的标签，但只有少数食品能达到《营养、健康和相关声明》的标准，所以最不常用。综合来看，类型 4 既能符合消费者的需求，又能适合多数包装袋。

对于碳酸饮料、糖果等行业从业人员，他们认为应该广泛推广热量图标，愿意为提高大众对热量图标认识，引导他们购买低热量产品做努力。由于大量的宣传推广主要针对类型1~4星级评分标签，加上大量消费者缺乏营养知识，大众难以理解类型5的信息（Van Kleef 等，2015）。热量图标的热量是随着食品大小变化而变化，而非每100g产品或100mL液体，故不符合健康星级评分系统"方便、易于理解与比较"的初衷，被建议从系统中移除。Brownbill 等（2018）通过抽查762种非乳制品饮料发现，可口可乐等饮料的包装袋贴上热量图标（占28.5%），而仅有6.8%的饮料贴有健康星级评分系统，其中94.2%的星级评分为5，85.7%为100%的果蔬汁，认为非乳制品饮料采用混合的健康星级评分系统并不能支持消费者的购买决策。一些专家学者认为，非奶类饮品和糖果的食品包装袋标签采用热量图标无法引导消费者做出决定，应改用警告式标签（Lawrence 等，2019）。

（二）健康星级评分算法

基于《澳大利亚膳食指南》（ADG）和《新西兰膳食指南》（NZDG）的建议[①]，并考虑世界范围内许多其他食品 FOP 标签，健康星级评分算法针对食品7种营养成分（热量、钠、饱和脂肪、糖、蛋白质、纤维和水果/蔬菜/坚果/豆类）的含量进行严格计算，对食品的健康进行0.5~5星评级。基于澳大利亚和新西兰食品标准委员会（FSANZ）[②]制定的营养成分分析评分标准（NPSC），健康星级评分算法将营养成分划分为有益和危险2类，有益的成分是水果/蔬菜

---

①　建议选择有益营养素和成分含量高而与肥胖和饮食相关的慢性疾病的风险营养素和成分含量低的食物，将有助于均衡饮食和营养健康。

②　澳大利亚新西兰食品标准委员会（FSANZ）由澳大利亚政府和新西兰政府于2006年共同成立，是一个受人尊敬和信任的组织，FSANZ 的专家拥有澳大利亚和新西兰食品系统、食品科学和营养（包括膳食指南、营养成分分析评分标准、营养信息列表要求、标签和相关标准）方面的技术专长和知识，FSANZ 通过其成员资格在健康星级评分系统的运行提供支持。

/坚果豆类（FVNL）、蛋白质、膳食纤维，增加这些营养成分摄入对健康有益；危险成分是总热量、饱和脂肪、钠（盐）和糖，摄入过多会容易增加超重、肥胖、心血管疾病、2 型糖尿病、某些癌症等风险。

现对蛋白质、膳食纤维、水果和蔬菜、糖等一些成分开展必要性分析。

（1）蛋白质。澳大利亚人和新西兰人的饮食中缺乏一定程度的蛋白质，且蛋白质的加入可以抵消乳制品中糖的含量。

（2）膳食纤维。膳食纤维通常来自谷类、水果与蔬菜，其高摄入量与较低营养慢性病风险相关。

（3）水果和蔬菜。水果和蔬菜是健康的，但澳大利亚的消费量普遍偏低，只有 5.4% 的澳大利亚人和 41% 的新西兰人能达到《澳大利亚膳食指南》建议的每日摄入量。

（4）糖。《澳大利亚膳食指南》建议限制含添加糖食物和饮料的摄入量，提高健康水平，澳大利亚和新西兰的饮食中分别有 27% 和 17% 的总糖来自非乳制品饮料，所以，推广低糖饮料非常必要。

评分算法有 4 个步骤。

步骤 1 是确定食品的类别，评分算法将食品分为 6 个类别，每类分为若干子类别，如牛奶及奶类饮品分为奶类饮品、奶酪、其他奶类食品等。

步骤 2 是确定食品的形式，计算食品的营养素含量及健康评分，主要依据营养信息列表确定：如果食品被要求与其他食品一起配制后食用，则确定为出售的食品；如果食品被要求按照标签的说明制作和食用，则确定为已准备的食品；如果食品需要加水后食用，则确定为加水后食品；如果食品在食用前需要排干水分，则确定为排干水的食品。

步骤 3 是根据成分评分标准对食品中每 100g（或毫升）的成分

进行一致性度量，首先计算危险成分的得分，又称基线值（Baseline Points），是根据每100g（或毫升）食品中热量、饱和脂肪、总糖、钠的含量分别计算每个基线值，再加总计算总基线值，然后计算有益成分的得分，又称修改值（Modifying Points），是根据每100g（或毫升）食品中水果/蔬菜/坚果豆类、蛋白质、膳食纤维的含量分别计算出每个修改值，再加总算出总修改值。

步骤4是计算最终得分（总基线值–总修改值），然后再结合食品类别，根据《健康星级评分算法行业指南》[①]查询健康星级评分，确定星级数量。

健康星级评分算法是对同类食品的成分进行星级评分，需要说明的是，评分算法不考虑特定成分、产品或加工方法的影响，也不考虑其他重要成分。例如，如果消费目标旨在避免某些防腐剂、食用有机产品或增加某些微量营养素的摄入量，则不能依赖健康星级评分购买食品，而应该阅读营养信息列表或者咨询专业人士。

2014年以来，健康星级评分系统实施完全自愿执行的原则，食品生产商和零售商（如超市）在任何阶段自行决定的产品中使用健康星级评分系统，自愿使用和退出使用无须付费标示产品评级，但需要承担新包装的生产成本、聘请专业人士按要求测算成分含量的劳务费用以及部分广告投入（如海报、广告视频），且一旦使用，有责任计算正确的健康星级评分，准确标示信息。

为检查评分算法异常值以及产品是否准确反映健康评级，政府与相关组织开展监测发现，健康星级评分在吸引消费者注意和选购健康食品方面总体表现良好，对《澳大利亚膳食指南》的拟合度为96%，算法的兼容性一直提高。2016年8月发表的一项研究发现，

---

① 《健康星级评分算法行业指南》包含正确计算健康星级评分的重要信息，在使用健康星级评分算法前应该阅读。

健康星级评分系统对包装乳制品和饮料的评级大致符合《澳大利亚膳食指南》的标准（Carrad 等，2016）。乔治研究所（George Institute）在 2018 年 4 月发表的一项研究发现，总体上有 86.6% 的食品符合《澳大利亚膳食指南》标准，构成健康饮食基础的食物平均评分为 4，自由食品的平均评分为 2。

有些学者认为评分算法合理并可以广泛推广，例如，Dunford（2017）采用健康星级评分算法比较澳大利亚 1 529 种快餐产品和 3 810 种包装食品发现，健康星级评分大致相当，证明了健康星级评分算法应用到快餐产品的可能性，并呼吁健康星级评分算法的推广应用。然而，评分算法存在一些不完善的地方，例如，2016 年 6 月，澳大利亚国家心脏基金会对标示健康星级评分系统产品的 36 位澳大利亚食品和饮料公司代表进行电话采访发现，评分算法有时不能工作，难以对部分食品输入确定的评分值，且部分中小企业缺乏营养专业知识，在计算水果/蔬菜/坚果豆类和膳食纤维含量方面存在困难。2014—2018 年，澳大利亚国家心脏基金会随机抽样 500 种食品评估生产商是否正确计算健康星级评分发现，大约 90% 的健康星级评分是正确的（构成健康饮食基础的食物的平均评分为 4 分，自由食品的平均评分为 2 分，表明与膳食指南的良好一致性），但评分错误的比例从 2014 年的 2% 上升到 2018 年的 10%（5% 夸大评分，5% 低估评分），认为星级评分结果与消费者的预期并不相符，影响了消费者的使用信心（National Heart Foundation，2019）。Peters 等（2017）针对澳大利亚食品包装袋健康星级评分算法对糖类未进一步细化的不足，建议加入添加糖含量改善评分算法。Cooper 等（2017）重新判断澳大利亚某地区超市 621 种包装乳制品的健康程度与最佳星级评分发现，除了酸奶、奶酪外，乳制品的最佳健康星级评分是 4 星。Dickie 等（2018）研究认为，健康星级评分系统由于技术弱点、设计缺陷，至少 75% 的超加工食品出现 2.5 个星，高估了新包装食品的健康程度。Dunford 等（2018）调查发现，健康声明评分标准虽然与健康星级评分算法总体一致，但仍存在差异，尤其是一些星级评分低的食品标示了 A 级健康声明，容易导致消费者困惑。健康星级评分算法不能有效支持消费者在非乳制品饮料类别中作出更健康的选择。《澳大利亚膳食指南》明确指出，水是最健康的饮料，自动健康星级评分为 5，然而，营养成分与水最接近的饮料得分为 2，而高糖果汁得分为 5，考虑到澳大利亚饮食中 52% 的游离糖和新西兰饮食中 17% 的总糖来自非乳制品/非酒精饮料，比较令人担忧。

（三）管理架构

健康星级评分系统管理架构是"1 个会议+2 个委员会+3 个咨询小组"，见下图，由部长级会议（Forum）、食品监管常务委员会（FRSC）、健康星级评分系统委员会（HSRAC）、社会推广咨询小组（SMAG）、技术咨询集团（TAG）、新西兰健康星级评分系统咨询小组（NZHSRAG）组成。

澳大利亚和新西兰的食品监管部长级会议对食品标准的执行开展监督，制定政策促进澳大利亚和新西兰的标准统一，对健康星级评分系统的重大政策问题做出决策，会议成员由澳大利亚联邦政府、州政府和领地政府以及澳大利亚和新西兰政府的主要部长（通常是卫生部长）组成，由澳大利亚联邦卫生部长担任主席。2014 年 6 月 27 日，澳大利亚和新西兰食品监管部长级会议通过了在澳大利亚和新西兰自愿实施健康星级评分系统的初步 5 年计划，并规定在 2016 年后对进展情况进行年度审查，在 2019 年进行正式审查。

作为包装正面标签监督和咨询委员会，健康星级评分系统咨询委员会由 10 名跨部门成员（成员任期 5 年）组成，其中，4 名来自政府部门（新南威尔士州政府、南澳大利亚州政府、澳大利亚联邦政府和新西兰政府），3 名来自食品生产行业，3 名来自公共卫生组

图　健康星级评分系统管理架构

资料来源：http：//www. healthstarrating. gov. au/internet/healthstarrating/publishing. nsf/content/home

织和消费者团体代表。健康星级评分系统咨询委员会负责监督系统的实施，评估和解决争端。

　　一是对澳大利亚和新西兰的食品监管部长级会议和食品监管常务委员会负责，对健康星级评分系统实施情况进行监督和定期评估（评估结果在健康星级评分系统网站上查阅）以及经澳大利亚和新西兰食品监管部长级会议同意识别健康星级评分算法的异常情况以确保系统反应灵敏，向食品监管常务委员会提供建议和报告，特别注重制定和实施与利益相关方沟通的战略，将健康星级评分系统咨询委员会成员作为向利益相关者传递信息的渠道，提供反映利益相关者的反馈。

二是健康星级评分系统咨询委员会有一个评估和解决与健康星级评分系统相关争议与投诉的程序，这个程序与健康星级评分系统网站对潜在问题的处理是分开的，不收取与申请投诉处理或解决争议相关的费用[①]。如果利益相关者对健康星级评分系统的投诉或疑问将继续通过联邦卫生部（Commonwealth Department of Health）的食品监管秘书处（Food Regulation）[②] 提出，健康星级评分系统咨询委员会在食品监管秘书处的支持下，积极解决争议，如果做出的决定并非协商一致，则提交澳大利亚和新西兰食品监管部长级会议裁决。

作为一个专门的食品政策和监管机构，食品监管常务委员会成员包括澳大利亚联邦、州和领地以及新西兰政府的高级官员，确保合适的星级评分系统政策决策，包括其他标签监管和食品标准，负责向会议提供政策协调性建议，确保在执行食品标准方面采取全国一致的做法。

社会推广咨询小组成员来自政府、食品生产行业、公共卫生组织和社会推广方面具有专业知识和技术专长的消费者团体代表，由澳大利亚联邦卫生部的一名代表担任主席，为健康星级评分系统的宣传活动和社会推广提供咨询。

技术咨询小组由政府、食品生产行业、公共卫生组织、消费者团体代表的专家组成，他们具有食品科学、食品标签、临床营养、

---

① 当健康星级评分系统与《澳大利亚膳食指南》不一致时，或者健康星级评分系统被用在一个食品类别内（或跨可比食品类别）进行比较从而可能误导消费者时就会出现异常问题，这时候消费者可以使用健康星级评分系统网站上的表格提供必要的证据，申请让 HSRAC 考虑该异常问题，还提供了 HSRAC 对异常问题的确定和处理过程。

② 秘书处的职能是为消费者与业界提供资讯与咨询服务；处理异常的应用程序；管理与健康星级评分系统有关的知识产权及牌照事宜；更新健康星级评分系统网站；就健康星级评分系统事宜向公众咨询。

预防饮食有关疾病的法规、公共卫生法和卫生政策分析方面的背景，并由澳大利亚联邦卫生部的一名代表担任主席。技术咨询小组的作用是分析和审查健康星级评分算法的性能，并对健康星级评分算法涉及的技术问题和相关事宜作出反应，包括分析评分算法是否符合《澳大利亚膳食指南》，对健康星级评分系统委员会提及的技术问题以及公众提出的问题作出回应，分析拟议修订健康星级评分算法的影响。

新西兰健康星级评分系统咨询小组的成员来自新西兰政府部门、食品生产行业、公共卫生组织和消费者团体代表，新西兰第一产业部（MPI）担任主席，负责监督新西兰健康星级评分系统的实施、监测和评估。

在健康星级评分系统管理架构中，影响政策进展的众多因素中，政府促进了健康星级评分系统的发展，公共卫生组织和消费者团体代表结成联盟平衡食品生产行业在健康星级评分系统发展过程中的影响，而由于决策受到政治联盟和协商一致投票结构的限制，食品监管常务委员会、公共卫生组织和消费者团体代表的影响力较小（Kumar 等，2018）。同时，健康星级评分系统咨询委员会在推动社会宣传活动和反映潜在问题方面没有发挥强大的作用。

此外，澳大利亚国家心脏基金会致力于监测健康星级评分系统的实施情况，与联邦科学工业研究组织（CSIRO）合作开发与共享一个零售食品成分数据库 FoodTrack[①]，编写 2014 年健康星级评分系统实施 5 年以来的监测和评估报告。澳大利亚国家心脏基金会评估了随机抽样的代表性类别产品星级评定的准确性，致力于支持食品制造商和鼓励消费者对健康星级评分系统的应用信

---

① FoodTrack 是一个食品和营养数据库，包含来自澳大利亚主要超市新鲜和包装食品的产品数据，如产品描述、营养信息面板、成分表、正面包装标签、产品图像及其他相关信息。

心，并对货架上的产品数量进行店内评估，定期跟踪健康星级评分系统的使用情况，将其与国外其他标签系统的使用情况进行比较。澳大利亚饮料委员会、澳大利亚慢性病预防联盟、澳大利亚食品和杂货理事会、澳大利亚工业集团、澳大利亚医学协会、澳大利亚全国零售协会、澳大利亚公共卫生协会公开支持健康星级评分系统，并承诺积极与成员机构合作，监察评分系统的技术设计、风格指引及推行架构。

澳大利亚和新西兰构建的食物成分数据库是支持实施、评估与食品和营养相关公共卫生举措的关键基础设施。

（1）标签数据库。该数据库包含 5885 种食品和饮料，由食品生产行业直接提供机密数据，数据库包含了 FVNL 含量的精确值，对健康星级评分算法进行可能的更改建模。然而，仅有食品监管秘书处、澳大利亚和新西兰食品标准委员会代表和一位行业代表有权访问标签数据库。

（2）FoodSwitch 数据库（乔治研究所专有）、FoodTrack 数据库（澳大利亚国家心脏基金会专有）和新西兰 NutriTrack 数据库（奥克兰大学专有）。这三大数据库通过智能手机应用程序和店内采样收集数据，对水果/蔬菜/坚果豆类、添加糖和全麦含量基于食物成分估计，而非食品生产行业提供。

（3）AUSNUT 和澳大利亚食品成分数据库（澳大利亚和新西兰食品标准委员会专有）。这 2 个数据库是包含食品平均营养含量的食品数据库，不包括单独的品牌产品。AUSNUT 是一个特定调查的数据库，其中，包括消费食品的数据只有在进行新一轮的全国健康调查时才会更新。澳大利亚食品成分数据库是一个参考数据库，主要包含常用食品的分析数据。

（4）新西兰食品成分数据库。该数据库包含新西兰常见食品（而非品牌产品）的关键营养素，它由植物与食品研究中心和新西兰卫生部联合管理。碳水化合物、蛋白质、脂肪、胆固醇、维生素、矿物质、脂肪酸、纤维、水分和灰分等数据由新西兰和澳大利亚的实验室分析整理。然而，没有单独数据库可用来验证产品标示健康星级评分系统的准确性，限制了这些数据库模拟健康星级评分系统潜在变化的影响力。新时期健康星级评分系统已经利用标签数据库开展建模，分析发现，标签数据库大约占报道的 15 767 种标示健康星级评分系统产品的 37%（Jones 等，2018a）。

澳大利亚和新西兰的食品部长们一致认为，健康星级评分系统的成本分担安排由澳大利亚卫生部长咨询委员会（AHMAC）决定，系统的执行（包括对行政程序、官方监测与评价、社会销售的资助）完全由澳大利亚联邦、州和领土以及新西兰政府提供经费，健康星级评分系统由澳大利亚政府、每个州和地区以及新西兰政府共同出资，其中，澳大利亚司法管辖区为澳大利亚的监测和推广提供额外资金，新西兰政府为监测和推广提供资金支持。2014—2018 年，澳大利亚联邦、州及新西兰政府健康星级评分系统的实际日常支出约 400 万美元，2019 年预计支出 94 万美元。此外，截至 2018 年 6 月 30 日，澳大利亚在评分系统监测和评估方面又支出 156 万美元，在社会宣传和教育方面支出 760 万美元；2016—2019 年，新西兰政府还单独拨款约 232 万新西兰元，用于新西兰健康星级评分系统的监测、评价、社会宣传和教育，其中，两国最重要的开支是社会宣传。同时，公共卫生组织等利益相关方也提供了实物资助和人力支持。

（四）宣传推广

为了提高生产商、消费者对健康星级评分系统的认识、理解和使用意识，培养消费者对评分系统的信心，澳大利亚卫生部发起篮子记忆法，提出"星星越多越健康"的口号，宣传方式包括印刷广告（如海报）、在线广告（如手机专属广告）、在线预播放视频（如在 YouTube 视频之前完整播放）、店内货架和手推车广告、twitter 和 Pinterest 通信（包括提示和饮食指南信息链接），部分宣传活动如表 4-2 所示。澳大利亚在 2014 年推出第一个健康星级评分系统的在线广告旨在教育消费者和鼓励更多行业参与活动，第二阶段（2015 年 6-8 月）、第三阶段（2016 年 4—6 月）、第四阶段（2017 年 2—6 月）旨在吸引肥胖人群、患有或潜在营养慢性病风险人群、低收入人群、土著居民、农村偏远地区人口等目标群体关注评分系统，第五阶段（2019 年 2 月 6 日启动）旨在让消费者继续关注如何利用健康星级评分系统来比较类似产品进行健康饮食。2014—2019 年 2 月，健康星级评分系统的开发和宣传推广累计投资约 760 万美元。

表 4-2　健康星级评分系统部分社会宣传活动

时间	推广活动
2016 年 3 月 14 日	在线视频和在线广告
2016 年 3 月 21 日至 6 月 30 日	174 家 Countdown 零售商店内和 50 家排名前 50 的商店谷类食品货架上的垂直鳍状条幅和地板横幅宣传
2016 年 4 月中旬	对 New World 零售商购买者的数字邮件宣传
2016 年 4—6 月	Countdown 零售商家用杂货邮件中刊登广告宣传
2016 年 6 月 16 日	为期三周的电影广告宣传
2016 年年末至 2018 年（每月 2 周）	定期在电视点播网络频道宣传
2016 年 8 月	在线购物网页横幅宣传
2016 年 11—12 月	在部分商店内播放电台广告

资料来源：http://www.healthstarrating.gov.au/internet/healthstarrating/publishing.nsf/content/home

为提高家庭购物者对健康星级评分系统的认识和认可，新西兰卫生部和健康促进机构（HPA）发起健康星级评分系统社会宣传活动，包括在线视频、户外海报、店内广告、客户邮件、电影广告和电视广告，2016 年 3 月开始，在电视点播网络频道和 YouTube 上播放一系列早餐麦片的动画视频（Health Star Rating Advisory Committee，2017），并提出"当你寻找星星时，更容易更健康"的宣传口号，新西兰的健康星级评分系统宣传推广投资约 190 万新西兰元（包括 2015—2018 年的消费者行为研究）。

健康星级评分系统咨询委员会通过对全澳大利亚范围内约 1 000 名 18 岁以上食品购买者开展调查等方式监测和评价健康星级评分系统宣传活动的影响发现，2015—2017 年，18%~25% 的受访者曾参加过健康星级评分系统的宣传活动，认为宣传广告清晰、易懂、信息量大，超过 73% 的受访者承认使用了健康星级评分系统选购食品；关注过 2018 年健康星级评分系统宣传活动的受访者对健康星级评分系统的认知、使用、信任和理解程度更高。新西兰监测数据显示，与未看过政府广告的消费者相比，看过政府广告的消费者对健康星级评分系统更有信心。由于健康星级评分在很大程度上影响了非乳制品饮料、糖果等行业的商业利益，Moore 等（2019）评价了健康星级评分系统的宣传推广工作发现，尽管受到商业利益群体的反对，但通过公共健康宣传方法，仍可得到政府的支持，但宣传推广工作存在一些不足：

（1）缺乏宣传膳食指南和健康星级评分系统的互补性。

（2）澳大利亚的宣传口号缺乏更详细的指导，不能引导消费者理解他们应该在同类食品中比较星级评分的做法，例如，35%~41% 的受访者误认为只要标示健康星级评分系统的食品就是健康的，且仅购买健康星级评分系统的食品。

（3）消费者对健康星级评分系统的推行目的存在误解，44% 的受访者认为健康星级评分系统只是企业用来销售更多产品的工具。

（五）实施效果

澳大利亚和新西兰食品监管部长级会议一致同意对评分系统的实施阶段（2014 年 6 月至 2019 年 5 月）进行正式审查，委托 Mpconsulting 咨询公司通过食品监管常务委员会和健康星级评分系统咨询委员会对评分系统实施情况进行审查，并向负责食品监管的澳大利亚和新西兰部长汇报调查结果。最终发现，健康星级评分系统运行良好，使用率稳步提升，对澳大利亚和新西兰的食品生产商、超市、消费者均产生积极的影响。

（1）推动了健康星级评分系统的广泛使用。2016—2019 年，健康星级评分系统的使用率增长了 8%。假设未来 5 年保持 8% 的增长率，2024 年的使用率很可能将达到 70%。乔治研究所的 FoodSwitch数据库分析发现，截至 2017 年 7 月，在 15 767 种合格产品中，4 348种（28%）标示了健康星级评分系统（Jones 等，2018b）。截至 2018年 6 月，澳大利亚和新西兰约 1/3 的产品标示了健康星级评分系统，并稳步增加。在澳大利亚，评分系统使用率最高的产品类别有非乳制品（608 种，占健康星级评分系统产品的 11%）、加工肉类和海鲜（459 种，占 8%）、加工水果和蔬菜（386 种产品，占 7%）、风味小吃（381 种，占 7%）、乳制品包括乳制品替代品（367 种，占 7%）；在新西兰，使用率最高的产品类别依次是包装果蔬（450 种，占15%）、谷类食品（400 种，占 13%）、非酒精饮料（384 种，占13%）、酱料和酱料（330 种，占 11%）、乳制品和替代品（256 种，占 9%）。截至 2019 年 5 月，许多受访生产商和零售商对评分系统的运行感到满意，并希望应用到更多产品，澳大利亚和新西兰超过 200家制造商和零售商在产品标示健康星级评分，其中，大型零售商和制造商在健康星级评分系统的使用中占很大比例。Coles、Woolworths和 Aldi 3 家大型零售商的健康星级评分系统使用累计占 3 家食品总销量的 56%，Simplot Australia、Nestle Australia、Lion、Coca - Cola Amatil 和 Unilever Australia 5 家食品生产商的健康星级评分系统使用合计占总销量的 16%。澳大利亚和新西兰的一些大型零售商已承诺在自有品牌产品上 100% 标示健康星级评分系统，并鼓励供应商在产品上标示健康星级评分系统。例如，2018 年 10 月，Woolworths 在澳大利亚 100%（2 345 件）合格产品上标示了健康星级评分系统。
2018 年 12 月，Countdown 在新西兰的 91%的合格产品标示健康星级
评分系统，并最迟在 2020 年达到 100%。Coles 在 1 550 多个产品上
标示了健康星级评分系统。

（2）鼓励食品生产商和大型零售商积极利用健康星级评分系统
指导营养产品开发和配方重新调整，澳大利亚健康星级评分系统推
出后，食品的热量和饱和脂肪含量显著下降，纤维含量显著上升。
澳大利亚的研究发现，与没有标示评分的产品相比，标示健康星级
评分的产品在实施后热量含量降低（Herrera 等，2018）。调查发现，
2016 年，澳大利亚 86%的产品营养成分自 2014 年以来进行了重新配
方，健康星级评分系统产品的重新配方多于非健康星级评分系统的
产品。Woolworths 大型零售商对牛奶什锦早餐、牛奶什锦早餐棒、加
工奶酪、新鲜即食食品等自有品牌产品的营养成分进行重新配方，
提高了健康星级评分。2014 年以来，在新西兰 929 种标示健康星级
评分系统产品中，79%进行了重新配方，至少将一种关键营养成分素
（热量、饱和脂肪、糖、钠、蛋白质、膳食纤维）改变了 5%（尽管
这不能完全归因健康星级评分系统），产品的钠和饱和脂肪含量在统
计上显著下降，膳食纤维含量提高。然而，健康星级评分系对食
品生产商和零售商的品牌和产品认可度的效果尚无定论，有些认为
产生积极影响，有些认为产生了负面影响。

（3）有效引导消费者采用健康星级评分系统购买热量、饱和脂
肪、糖和钠等含量低的食品。据调查，大多数澳大利亚和新西兰消
费者认为健康星级评分系统容易理解（澳大利亚为 77%，新西兰为
63%）、易于使用（澳大利亚为 70%）、更容易决定哪些包装食品更
健康（新西兰为 61%）。2016—2018 年，澳大利亚人对健康星级评
分系统的信心也有了显著提升，2016 年，大部分消费者对该系统并
不自信。然而，2017 年消费者信心指数上升，略高于 50%，2018 年

进一步上升至近70%。澳大利亚消费者表示，他们最有可能在早餐麦片、什锦早餐、预制餐点、即食食品、面包、零食和酸奶等加工食品上使用健康星级评分系统，而新西兰消费者最常在早餐麦片、什锦早餐、零食和酸奶方面使用评分系统。在澳大利亚，23%的受调查消费者受健康星级评分系统的影响，改变了购买行为，选择更健康的产品；在新西兰，28%的受访消费者使用健康星级评分系统选择产品，绝大多数消费者选择的产品星级更高。使用评分系统的低收入人群比例显著增长，从2015年的14%增长到2018年的36%。

　　一系列澳大利亚、新西兰消费者对不同类型食品FOP标签偏好调查研究发现，健康星级评分系统在澳大利亚最受欢迎。消费者积极地使用健康星级评分系统选择除零食、甜点外的日常食物（Talat等，2016）。澳大利亚一项民意调查发现，与2016年2月的调查相比，2016年7月调查发现，认为健康星级评分系统值得信赖，更容易找到更健康选择的受访者比例有所上升。与其他食品包装袋正面标签相比，澳大利亚消费者更偏好健康星级评分系统，虽然建议/警告标签会让人们选择更健康的食品，但健康星级评分系统比交通灯信号标签、每日摄入量指南更容易被消费者理解，而且健康星级评分系统比每日摄入量指南更实用（Neal等，2017）。Talati等（2017b）研究FOP标签对消费者支付意愿的影响发现，健康星级评分系统是唯一一个让消费者更愿意购买健康产品而非健康产品的FOP标签。由于健康星级评分系统使用方便、易解释，44%的澳大利亚人最喜欢健康星级评分系统，而不喜欢多交通灯信号标签、每日摄入量指南（Pettigrew等，2017），且在模拟选择场景中，健康星级评分系统比种交通灯信号标签、每日摄入量指南让澳大利亚人选择更健康的产品（Talati等，2017a；Talati等，2017b）。对新西兰人而言，健康星级评分系统比营养信息列表明显更有用，更容易理解，经常使用评分系统的消费者购买的食品更健康（Cliona等，2017a）。

然而，大多数标示健康星级评分系统的食品生产商和零售商表示，标示评分系统的产品销售量没有发生变化，还有相当多的生产商不愿实施健康星级评分系统或推迟实施，原因有主要几点：①担心健康星级评分系统增加消费者的选购困惑；②对某些产品，尤其是构成健康饮食基础的食物和非乳制品饮料的健康星级评分系统没有达到预期效果，削弱了对系统的信心；③关于健康星级评分系统应该出现在哪些产品上缺乏明确规定；④在了解健康星级评分系统评估结果公布之前不愿意使用，担心包装改变带来额外成本；⑤健康星级评分系统对生产商和大型零售商没有带来实质利益，有些与产品品牌不协调。

（六）优化措施

总体上，健康星级评分系统有前景，整体表现良好，没有必要进行广泛或大规模的更改。随着健康星级评分系统进入下一实施阶段，围绕提高使用率，长期持续干预肥胖与营养慢性疾病等目标，澳大利亚计划在明确目标、管理、标签类型、评分算法、推广等方面优化工作。

健康星级评分系统仍是自愿的，但需要设定一个明确的目标。灵活性和反应能力是当前自愿实施健康星级评分系统的优势，如果健康星级评分系统按照《健康星级评分系统规范》的要求建设，这种优势将会消失。当前健康星级评分系统管理部门暂不强制推行评分系统，计划用 2~3 年时间修改《实施健康星级评分系统管理办法》，该过程涉及 8 个步骤，包括提出建议、公布建议、初步评估及第一轮咨询、评估及草拟新标准、进一步协商、澳大利亚和新西兰食品标准委员会批准、在法规标准确定前咨询讨论会、进一步检讨：一是要求行业在规定期限内对所有产品实施健康星级评分系统；二是各司法管辖区监察及执行执法工作；三是确定合规的持续管理成本。此外，管理上需要一种机制及时处理异常情况，在保持灵活性和尽量减少官僚程序的前提下，通过一个两国跨部门委员会审议，将结果直接通知生产商，并对可获得的指导材料做出相关调整，取得透明和一致成果，无须强制实施健康星级评分系统（National Heart Foundation，2019）。根据国际贸易法，不论是强制性申请索赔或自愿性申请索赔，自愿标签计划比强制性标签要求更有可能被认为符合世贸组织规则，因此，自愿实施健康星级评分系统能符合国际贸易原则。

由于 2014 年实施健康星级评分系统没有设定具体可衡量的目标，大众对系统有不同的预期。虽然健康星级评分系统的使用率一直高于其他 FOP 标签，但评分系统的使用率仍不足以让消费者有效比较类似产品，健康星级评分系统的持续推行和广泛采用必须立足于使用率的提高。2019 年后的 5 年内，健康星级评分系统仍然是自愿的，除非健康星级评分系统继续表现良好，否则，在政府就这些建议作出决定后的 5 年内，70%的目标产品没有标示健康星级评分系统，那么就应该强制实施健康星级评分系统。因此，在食品生产和其他方面的重大投资和商誉的基础上，符合最佳实践监管原则[①]（Principles of Best Practice Regulation）并反映国际经验（国际上大多数解释性的包装正面标签计划是在自愿的基础上实施的）前提下，首要任务是把注意力集中在改善系统、确定明确目标以及继续鼓励使用等方面。

未来 5 年健康星级评分系统的实施将继续由澳大利亚联邦、州和领地以及新西兰政府共同出资，支持系统的渐进式改革，继续为健康星级评分系统提供有效的管治安排：一是将《行业健康星级评分算法指南》和《健康星级评分系统类型指南》进行合并、修订和

---

① 最佳实践监管原则规定：监管不应作为政策制定者的默认选择，应采用最大净收益的政策干预，监管的决定应该是适当的，考虑灵活性需要和市场失灵程度。

加强，形成一个单一的业务守则描述健康星级评分系统的目标和行业责任，为利益相关者提供更大的确定性；二是由澳大利亚和新西兰食品标准委员会负责健康星级评分算法和标签数据库的独立托管，增强消费者对健康星级评分系统的信心和利益相关者对算法管理的参与程度；三是明确健康星级评分系统咨询委员会的作用，为降低成本，简化决策，建议成员规模从 10 人缩减至 8 人，推动每个成员背后的利益群体广泛支持健康星级评分系统且促进利益相关者之间合作；四是确保关键的基础设施到位，建立健全品牌食品数据集，定期开展全国健康和营养调查（特别是在澳大利亚和新西兰更广泛的公共卫生和饮食模式的背景下），扩大澳大利亚和新西兰食品标准委员会现有的数据管理系统，使品牌食品数据（包括健康星级评分系统）能够自动上传、验证和公开报告，提高系统对食品行业和消费者关切问题的反应能力。

从健康星级评分系统中移除热量图标（健康星级评分系统标签类型 5），让包括非乳制品饮料和糖果在内的产品都标示健康星级评分系统。然而，热量图标并没有被消费者很好地理解，也没有提供解释信息来支持选择。在调查中，只有 2% 的澳大利亚消费者认为这个热量图标很容易理解。此外，一些产品可能会标示热量图标，而另一些产品可能会标示星级评分，这使得消费者很难对同类产品进行比较。在非乳制品类饮料中，星星多用于 5 星产品，热量图标用于评分较低的产品，所标示的热量通常基于产品的大小，而产品的大小在产品之间并不总具有可比性，这进一步降低了热量图标的效用，因此，移除热量图标支持消费者选择很有必要。

食品类别不变，对评分算法进行具体调整，以更紧密结合《澳大利亚膳食指南》《新西兰膳食指南》，避免评分过低或过高。一是带有营养信息列表的未加工的或者必须剥皮、焯水、切碎、冷冻保持营养成分的包装果蔬（包括豆类，但花生除外）可自动获得 5 颗星，推动新鲜蔬果的消费①，但对于干果蔬菜、果汁、浓汤、加糖水果罐头、加盐蔬菜罐头等仍根据原来的评分算法打分；二是推动低添加糖食品消费，减少添加糖，降低5%产品的评分（包括早餐麦片、小吃、加糖牛奶、冰淇淋和含糖糖果）；三是提高钠含量高的产品监管敏感性，降低钠含量超过900mg/100g产品的评分；四是重新定义乳制品类别，提高构成健康饮食基础的食物中乳制品（如奶酪和酸奶）的评分，降低部分乳制品甜点和其他冷冻乳制品的评分，提高乳制品之间的可比性；五是果冻和冰甜点应该重新管理，以降低评分，预计将降低10%产品的评分，增加约6%产品的评分。根据调整后的糖、热量和水果/蔬菜/坚果豆类值，对非乳制品饮料的健康星级评分系统计算方法进行修改，以便更好地从高热量饮料中区分水（以及营养成分与水相似的饮料）。非乳制品饮料占澳大利亚饮食总糖的27%，新西兰饮食总糖的17%，虽然含糖软饮料的评分往往能恰当地反映其有限的营养价值，但评分系统并不鼓励饮用低或无糖调味水或其他营养价值更接近水的饮料。例如，总糖含量相对较高的果汁评分一般是4~5，而不加糖的调味水的评分一般在2左右（没有糖且营养成分更接近于水）。拟议的改变意味着不加糖的调味水为100%的水果和蔬菜汁（根据糖和热量）在2.5和4之间，含糖软饮料和低糖饮料在0.5和3.5之间。为此，建议为食品生产行业提供一个为期2年的过渡时期（从各国政府接受建议之日起），为制造商提供足够的时间广泛更改标签，也让消费者理解系统改变的原因和新变化。

---

①　试验发现，新鲜蔬果总销售量增加0.2%，确实影响了消费者的购买（Cameron A, Sacks G, Brown A, Ngan W, Isaacs J 2017 Customer and staff perceptions of a supermarket marketing intervention to promote healthy eating. Paper presented at：15th World Congress on Public Health, 3−7 April 2018, Melbourne.；Cameron A, et al. Health Star Ratings on supermarket shelf tags to promote sales of the healthiest products store−wide. Manuscript in preparation）。

加强健康星级评分系统的宣传推广。一是政府在未来两年的推广工作是向各利益群体解释健康星级评分系统变更的原因，继续解决消费者误解或意识差距的特定领域，强调政府对健康星级评分系统的支持；二是健康星级评分系统网站和社交媒体继续识别采用评分系统的生产商和零售商，尤其在所有产品范围内使用评分系统的生产商和零售商；三是公共卫生组织和营养学家应加强宣传教育，不断更新公众对评分系统的认识，尤其是教育消费者将标示健康星级评分系统的食品置于整体饮食的环境中使用，做好均衡膳食，促进消费者正确使用健康星级评分系统。

（七）对我国的启示

澳大利亚和新西兰的健康星级评分系统获得广泛的使用，且指导了部分生产商和零售商优化食品配方，有效引导消费者通过健康星级评分系统购买健康食品，是 FOP 标签系统的成功案例，给我国实施粮食制品 FOP 均衡营养标签系统提供经验借鉴。

一是建立健全 FOP 标签系统管理体系与支撑数据库。健康星级评分系统的管理架构是"1 个会议+2 个委员会+3 个咨询小组"，形成了部长总负责，各级政府高级官员提议和执行，各利益群体代表监督实施以及社会宣传推广与技术咨询作支撑的垂直化管理体系，既有统筹管理与监督，又有宣传推广与技术服务，各司其职。同时，澳大利亚和新西兰食物成分数据库体系完善，覆盖标签、食物成分、营养含量、食品成分等，支撑健康星级评分系统的实施。鉴于此，我国指定一个部委统筹，并联合相关部委构建管理系统，且社会组织和行业组织承担行业自律、第三方监督等工作，并建立健全数据库体系支持 FOP 均衡营养标签系统运行。

二是建立有科学依据且严密的均衡营养算法。澳大利亚和新西兰的健康星级评分算法基于《澳大利亚膳食指南》和《新西兰膳食指南》，并根据食品标准委员会制定的营养成分分析评分标准构建；其次，评分算法有一套完整的程序，即将营养成分划分为有益和危险成分，并进行食物类别与形式确定、一致性度量、计算得分的评定，且出台《健康星级评分算法行业指南》指导企业确定评分。因此，我国的粮食制品均衡营养算法应根据《中国居民膳食指南（2016）》的建议，参照健康星级评分算法的程序将粮食制品的营养成分进行划分与分别计算，再通过权重确定均衡营养程度。

三是确定全国范围内统一格式的 FOP 标签。澳大利亚和新西兰政府《健康星级评分系统类型指南》规范食品生产商和零售商使用健康星级评分系统的行为，因此，我国应出台相关规定规范粮食制品生产商使用 FOP 均衡营养标签的行为，其次，吸取澳大利亚出台不同类型营养标签造成部分消费者识别混乱的教训，粮食制品 FOP 均衡营养标签要综合考虑消费者偏好、粮食制品包装袋大小规格以及营养宣教的效果确定统一类型。

四是开展有效的 FOP 均衡营养标签宣传活动。健康星级评分系统的推广有宣传口号和多种形式的宣传活动，且由政府承担庞大的宣传推广费用。粮食制品 FOP 均衡营养标签具有公共卫生意义，大部分社会宣传费用应由我国政府支出，并创新宣传方式。同时，吸取澳大利亚和新西兰政府宣传推广工作的经验教训，强调 FOP 均衡营养标签是政府行为而非企业行为，与《中国居民膳食指南（2016）》保持一致，且宣传口号既能让消费者了解粮食制品均衡营养的重要性，又能知道如何根据标签内容选择粮食制品。

五是强制实施 FOP 标签系统前需要一个自愿执行的过渡期。2014—2019 年健康星级评分系统的实施采用完全自愿原则，规定食品生产商和零售商在任何阶段都可以决定使用和退出，且不承担标示星级评分的费用，过渡期的安排一方面有利于生产商、零售商、消费者认识与了解健康星级评分系统，另一方面，有利于发现 FOP

标签系统的问题并进行修改。健康星级评分系统实施 4 年后确定了一个高使用率的预期目标，然后从自愿使用过渡到强制使用。需要强调的是，澳大利亚和新西兰政府要求使用健康星级评分系统的生产商和零售商严格遵守规定，且接受监督，这种做法与我国 20 世纪 80—90 年代推行热量、营养素含量标示的规定相一致，1987 年我国发布《食品标签通用标准（GB 7718—1987）》，首次提出可自愿标示热量、营养素含量，到 2013 年我国正式实施《预包装食品营养标签通则（GB 28050—2011）》，强制企业标示食品营养标签。因此，我国推行粮食制品 FOP 均衡营养标签系统应该确定一个自愿使用的过渡期，给予生产者、消费者理解和适应的充足时间，但期间要严格规范自愿使用 FOP 标签的行为。

（八）本章小结

本章主要介绍澳大利亚和新西兰的健康星级评分系统的标签类型、评分算法、管理架构、宣传推广工作、效果、优化措施以及对我国的经验启示。健康星级评分系统是对比了全球 18 个 FOP 标签而开发的一款先进的 FOP 标签系统，旨在通过星级评分，直接提供帮助判断的营养信息，引导消费者快速购买健康食品，减少肥胖问题。健康星级评分系统实施 5 年以来，整体表现良好，使用率不断提高，继续新一轮的投入使用，这得益于比较规范、严谨的系统设计。一是联邦主导，地方政府配合和各利益群体支持的"1 个会议+2 个委员会+3 个咨询小组"垂直化管理体系；二是拥有一套有科学依据、且官方权威的健康星级评分算法程序；三是设计了符合包装袋大小和可用空间的 5 种 FOP 标签类型及其使用指南；四是公共财政经费支持的公益宣传口号和多形式宣传活动；五是设定了生产商自愿执行 FOP 均衡营养标签的过渡期。然而，健康星级评分系统存在使用率缺乏定量目标、健康星级评分系统的热量图标（类型 5）作用模糊、评分算法未对糖类进一步细化与超加工食品健康程度高估、缺乏宣传评分系统与膳食指南的互补性与宣传口号缺乏详细指导等问题。根据健康星级评分系统的经验，给我国构建粮食制品 FOP 均衡营养标签系统的启示是建立健全 FOP 标签管理体系与支撑数据库；建立有科学依据且严密的均衡营养算法；确定官方统一 FOP 标签类型；开展有效的 FOP 均衡营养标签宣传活动；强制实施 FOP 标签前需要有一个自愿执行的过渡期。

第五章 我国各利益群体对 FOP 标签的看法

在健康星级评分系统案例研究的基础上，本章节调查了消费者群体、生产者群体、专家群体各利益群体①对健康星级评分系统的看法以及在粮食制品推行 FOP 标签的可行性与做法。

（一）消费者群体对 FOP 标签的看法

1. 消费者群体对粮食制品营养标签的使用情况

在 1 610 个受访者中，有 1 514 人自己购买过粮食制品（未烹饪的全谷物、精米精面、杂豆类和薯类等食品）（94.04%）。其中，有 892 人关注食品名称（58.92%），有 832 人关注配料表（54.95%），有 870 人关注净含量（57.46%），有 697 人关注规格（46.04%），有 629 人关注生产者和（或）经销者的名称（41.55%），有 314 人关注生产地址和联系方式（20.74%），有 1 387 人关注生产日期和保质期（91.61%），有 713 人关注营养标签（47.09%），有 743 人关注贮存条件（49.08%），有 916 人关注食品生产许可证（60.50%）。由此

---

① 利益群体是指基于某种共同价值、共同利益、共同态度或者共同职业的利益个体所结合形成的正式或非正式的利益集合体。利益群体既可以相对稳定的社会组织（如政府机关、事业、企业、社团、协会、地下组织等）形式存在，也可以是松散、无固定组织、变动性大、流动性强的个体总和。中国目前的利益群体主要有党政干部群体、农业生产者群体、工业生产者群体、商业服务业劳动者群体、新经济群体等。

可知，绝大多数居民关注生产日期和保质期，其次是食品名称、净含量、配料表、贮存条件、营养标签、规格、生产者和（或）经销者的名称、生产地址和联系方式，可见，关注粮食制品营养标签的人数较少。

至于最关注粮食制品包装上的哪个标签，有 613 人在购买粮食制品时最关注包装上的生产日期和保质期（42.93%），有 275 人最关注食品名称（19.26%），有 190 人最关注食品生产许可证（13.31%），有 123 人最关注营养标签，仅占 8.61%。可见，我国居民最关注粮食制品包装上的 3 个标签是生产日期和保质期、食品名称以及食品生产许可证，而作为消费者选择食品参考指南的营养标签却很少人最为关注。

在 713 个关注营养标签的受访者中，关于粮食制品营养标签会带来什么信息时，有 601 人认为可以了解营养成分特点（84.29%），282 人认为可以了解预防与控制慢性病知识（39.55%），553 人认为可以获取食品基本营养知识（77.56%），469 人认为可以避免过多摄入不合理的营养成分（65.78%）。可见，关注营养标签的受访者最多认为营养标签可以让他们了解粮食制品的营养成分特点。

至于会关注粮食制品营养标签的哪些内容，有 638 人认为是营养成分名称（蛋白质、碳水化合物等）（占 89.61%），有 552 人认为是营养成分含量声称（例如，每 100g 米含有蛋白质 8.6g）（占 77.42%），有 402 人认为是营养素参考值百分比（占 56.38%），有 357 人认为是营养成分功能声称（如声称富硒大米）（占 50.07%）。对于最关注的粮食制品营养标签内容，超过 50% 的受访者（50.81%）最关注营养成分名称，其次是营养成分含量声称（31.23%）、营养素参考值百分比（占 10.19%）、营养成分功能声称（7.77%），可见，相比之下，营养成分名称信息量不多，让消费者停留的注意力不长，成为受访者最关注且较多关注的标签内容。

对于关注粮食制品营养标签的 713 个受访者，有 496 人认为目前我国粮食制品包装袋上的营养标签能帮他们选择健康的粮食（69.57%），而有 43 人认为帮助不了，还有 174 人说不清楚（24.40%）。当问及是否满意目前的粮食制品营养标签时，超过 60%的受访者表示满意，而仅有 64 人认为不满意（占 8.98%），而接近 30%的受访者说不清楚。对于不满意的原因，有 13 人（20.31%）认为读营养标签花费时间较长，不想浪费时间，有 32 人认为看不懂营养标签内容，不直观（50%），有 44 人认为营养标签不能提供所关心的信息（68.75%），有 34 人由于营养标签曾错误标示问题而不信任营养标签内容（53.13%）。营养标签并不是唯一的营养信息来源，至于营养标签与国家认证的营养师建议相比，有 278 人更愿意采用营养师的建议（38.99%），有 186 人更愿意采用营养标签（26.09%），有 165 人表示都相信（23.14%），仅有 17 人表示都不相信（2.38%）。由此可见，多数关注粮食制品营养标签的受访者认为营养标签能引导他们选择健康食品，但更愿意采用营养师的建议而不是营养标签购买粮食制品，且营养标签不能提供所关心的信息是受访者不满意的主要原因。

在关注营养成分名称的 712 个受访者中，经常通过阅读营养成分表购买粮食制品的占多数，有 371 人（52.11%），偶尔阅读的人数是 334 人（46.91%），仅有 7 人从不通过阅读进行购买（0.98%）。在关注营养成分含量声称的 552 个受访者当中，偶尔通过阅读营养成分含量声称购买粮食制品的占多数，有 285 人（51.63%），经常阅读的人数是 260 人（47.10%），仅有 7 人从不通过阅读营养成分含量声称购买粮食制品（1.27%）。在关注营养成分功能声称的 357 个受访者当中，偶尔通过营养成分功能声称购买粮食制品的占多数，有 180 人（50.42%），经常阅读的人数是 173 人（48.46%），仅有 4 人从不通过营养成分功能声称购买粮食制品

（1.12%）。可见，关注营养成分名称的居民较多经常阅读营养成分名称购买粮食制品，而关注营营养成分含量声称、营养成分功能声称的居民较多偶尔通过阅读购买粮食制品。

在关注营养成分名称的 638 个受访者当中，当问及购买粮食制品会关注哪些营养成分含量时，有 449 人关注热量（70.38%），有 589 人关注蛋白质（92.32%），有 456 人关注脂肪（71.47%）有 470 人关注碳水化合物（73.67%），有 298 人关注钠（46.71%）。至于最关注的营养成分含量，最多人（290 人）关注粮食制品的蛋白质含量（48.41%），有 159 人关注热量含量（26.54%），有 89 人关注脂肪含量（14.86%），有 46 人关注碳水化合物含量（7.68%），还有少数人（15 人）关注钠含量。可见，受访者较多关注且最关注粮食制品的蛋白质含量。

2. 消费者对拟设粮食制品 FOP 标签属性的偏好

通过向 1 514 个购买粮食制品的受访者出示我国食品的营养成分表和健康星级评分系统（见附录 1 的 Q212），问及购买粮食制品时更喜欢哪个标签时，接近 90% 的受访者喜欢我国的营养成分表，而仅有 10.70% 的受访者喜欢健康星级评分系统。由此可知，在不知道健康星级评分系统作用的情况下，消费者宁愿选择比较熟悉的营养成分表购买粮食制品。

为了设计一款粮食制品 FOP 均衡营养标签，在借鉴健康星级评分系统的基础上，向 1 610 个受访者就 FOP 标签中均衡营养级别、标签格式、是否需要附加营养成分信息 3 个属性开展调查。在均衡营养级别方面，有 325 人偏好 2 个级别（2 代表均衡营养、1 代表非均衡营养），占 20.19%，1 151 人偏好 5 个级别（5、4、3、2、1：从大到小表示均衡营养程度逐级递减），占 71.49%，有 134 人偏好 10 个级别（5、4.5、4、3.5、3、2.5、2、1.5、1、0.5：从大到小表示均衡营养程度逐级递减），占 8.32%。可见，我国居民比较偏好粮食制品 5 个均衡营养级别的标签，认为可以显示各产品均衡营养程度的差异性。在标签格式方面，有 1 235 人偏好文字格式，占 76.71%，有 267 人偏好数字格式，占 16.58%，有 108 人偏好图形格式，占 6.71%，这可能是因为，文字格式易于阅读和理解。最受欢迎的粮食制品均衡营养标签格式。在是否在标签旁边附加营养成分信息方面，有 1 424 人表示需要足够的信息做购买决策（占 88.45%），而有 186 人表示不需要（11.55%）。在认为需要附加营养成分信息的 1 424 个受访者中，对于最需要的营养素，最多人（450 人）认为是热量（31.62%）；对于第二需要的营养素，最多人（381 人）认为是蛋白质（26.76%）；对于第三需要的营养素，最多人（239 人）认为是脂肪（16.78%）；对于第四需要的营养素，最多人（234 人）认为是碳水化合物（16.43%）；对于第五需要的营养素，最多人（192 人）认为是维生素 C（13.48%）。可见，多数受访者认为需要附加的营养成分信息是热量、蛋白质、脂肪、碳水化合物、维生素 C。

因此，根据多数居民的需求，粮食制品 FOP 均衡营养标签的特征：以文字形式呈现营养信息摘要，表达均衡营养的 5 个程度，附加热量、蛋白质、脂肪、碳水化合物、维生素 C 等 5 个营养成分信息。

（二）生产者群体对 FOP 标签的看法

为了给粮食制品生产商标示 FOP 标签，本书采用实地座谈方式，到金禾米业、北京古船、金沙河、薯乐康 4 个生产商介绍澳大利亚和新西兰健康星级评分系统实施背景、运行方式、作用、意义、存在的不足以及就健康星级评分系统应用到我国粮食制品显示均衡营养程度提出设想，让每个生产商的包装经理、产品经理、品控经理、市场经理对 FOP 标签提出自己的看法。

就粮食制品 FOP 均衡营养标签的优势而言，粮食制品生产商认为 FOP 标签简单、直观、权威、识别性强，给消费者选择产品时多一个选择标准和理念，辅助他们快速了解产品的均衡营养程度，购买到均衡营养的粮食制品，同时，也帮助生产商有依据地提高粮食制品的营养价值，减少了广告费用投入。然而，可能存在的不足在于不能凸显一些产品除均衡营养特性以外的独特优势且未能对食品添加剂进行评价，无法反映粮食制品的真实成分。

关于引入健康星级评分系统，尝试在哪些粮食制品正面包装显示均衡营养问题上，4 家典型粮食制品生产商都有意向，北京古船表示愿意在小包装粮食制品以及在超市销售的产品开展试验；金沙河想在杂粮挂面、儿童挂面、寿面、果蔬面、全面粉、预拌粉等产品尤其是高端产品和新研发产品进行试验；薯乐康愿意在挂面、刀削面、冲调粉、奶片、马铃薯混合粉与专用粉进行尝试；金禾米业希望在稻花香大米的高端产品、小包装产品、新型包装产品开展试验。

受访生产商均认为 FOP 均衡营养标签在我国粮食制品应用具有较大意义，愿意与行业其他生产商一同参与 FOP 标签系统建设，如表 5-1 所示，50% 以上管理者认为应用的意义大（占 50.25%），而认为意义很大的管理人员占 33.92%，仅有 15.83% 认为意义不大，可见，超过八成的生产商管理人员认可应用意义。分类来看，面制品生产商中均有 30% 的管理人员认为意义一般，而米制品、薯制品生产商都认为有意义，尤其是薯制品生产商非常认可 FOP 标签的应用意义。

表 5-1　FOP 均衡营养标签在我国粮食制品的应用意义预估

粮食制品生产商	意义很小	意义小	一般	意义大	意义很大
金禾米业	0	0	0	50%	50%
北京古船	0	0	33.3%	66.7%	0
金沙河	0	0	30%	70%	0

（续表）

粮食制品生产商	意义很小	意义小	一般	意义大	意义很大
薯乐康	0	0	0	14.29%	85.71%
平均	0	0	15.83%	50.25%	33.92%

注：调查数据整理

FOP 均衡营养标签的应用效果预估方面（表 5-2），总体上，多数管理者（37.54%）认为应用效果大，预估效果很大的接近 30%，觉得效果一般的近 1/4，还有少数（8.33%）认为效果小，可见，多数企业管理者预计 FOP 标签的应用能产生效果。分类来看，面制品生产商的管理人员预估应用效果不大，占 2/3，米制品和薯制品生产商管理人员均预测有效果，尤其是多数薯制品生产商管理人员预计应用效果会非常明显。

表 5-2　FOP 均衡营养标签在粮食制品的应用效果预估

粮食制品生产商	效果很小	效果小	一般	效果大	效果很大
金禾米业	0	0	0	66.67%	33.33%
北京古船	0	33.3%	33.3%	33.4%	0
金沙河	0	0	66.6%	33.4%	0
薯乐康	0	0	0	16.7%	83.3%
平均	0	8.33%	24.98%	37.54%	29.16%

注：调查数据整理

FOP 标签推动我国粮食制品均衡营养市场需求的作用方面（表 5-3），总体上，90% 的管理者认为有作用，其中，作用很大和作用大均各占 50%，仅有 1/8 的管理者认为作用一般。其中，薯制品生产商的管理者一致觉得作用很大，米制品生产商的管理者有 2/3 认为作用认为很大，面制品生产商的管理者多数认为作用不小，但也有 50%（金沙河）认为作用一般。

表 5-3　FOP 标签对推动我国粮食制品均衡营养市场需求的作用预估

粮食制品生产商	作用很小	作用小	一般	作用大	作用很大
金禾米业	0	0	0	33.33%	66.67%
北京古船	0	0	0	100%	0
金沙河	0	0	50%	40%	10%
薯乐康	0	0	0	0	100%
平均	0	0	12.50%	43.33%	44.17%

注：调查数据整理

至于应用难度（表 5-4），超过 60% 的管理者认为应用的难度大，还有接近 25% 的管理者认为难度很大，认为难度一般和较小的不到 10%。从分类来看，超过 8 成的米制品和薯制品生产商管理者认为应用的难度大，而每家面制品生产商的管理者至少有 1/3 以上认为难度很大，但有 1/3 的管理人员（北京古船）认为难度小。

表 5-4　我国粮食制品应用 FOP 均衡营养标签的难度预估

粮食制品生产商	难度很小	难度小	一般	难度大	难度很大
金禾米业	0	0	16.7%	83.3%	0
北京古船	0	33.3%	0	33.3%	33.4%
金沙河	0	0	10%	40%	50%
薯乐康	0	0	0	85.71%	14.19%
平均	0	8.33%	6.68%	60.58%	24.40%

注：调查数据整理

对于 FOP 标签的政策推动力度预估（表 5-5），超过 70% 的管理者认为需要很大的政策推动力度，还有 15% 的管理者预测需要较大的政策推动，唯有 2.5% 认为需要的政策推动力小。分类来看，面制品（北京古船）和薯制品生产商管理者一致认为需要很大的政策推动力，米制品生产商管理者中超过 80% 认为需要很大的推动力，而面制品（金沙河）生产商管理者中有 60% 觉得政策推动力度较大，但还有 10% 认为所需的政策推动力度较小。

表 5-5　粮食制品 FOP 均衡营养标签需要的政策推动力度预估

粮食制品生产商	很小	小	一般	大	很大
金禾米业	0	0	16.7%	0	83.3%
北京古船	0	0	0	0	100%
金沙河	0	10%	20%	60%	10%
薯乐康	0	0	0	0	100%
平均	0	2.5%	9.18%	15%	73.32%

注：调查数据整理

（三）专家群体对 FOP 标签的看法

通过与 6 个粮食制品的行业专家开展座谈与调查问卷（见附录 3），了解他们对粮食制品显示 FOP 均衡营养标签的看法，专家的主要观点为：FOP 均衡营养标签是一个未来的发展方向，简洁明了，在短时间内吸引消费者的眼球，引导他们节省挑选均衡营养粮食制品的时间，促进健康产品消费，但 FOP 标签未能凸显配料表及特殊成分表征，其产品名称应该凸显功能特性的配料。而且，推行 FOP 均衡营养标签需配备高素质人才与先进的仪器设备，建立科学的、信任度的均衡营养评价方法，建议从健康食品的角度，对精制米面与全谷物产品进行比对以及对添加与不添加杂粮豆进行比对。考虑到我国有丰富的粮食资源，需要开展规范性的营养成分检测，由政府主导建设一个覆盖全部粮食制品营养成分、符合 WTO 规则的公开数据库，让生产商有依据地计算均衡营养程度，贴上相应的标签。同时，要大力宣传，提高粮食制品均衡营养科普力度，提高消费者的认知，并引导大品牌的粮食制品与大企业的产品标示 FOP 均衡营养标签，刺激并构建消费者对健康食品的认知理念，建立相应的法律法规与监管标准，规范 FOP 营养标签使用行为，赢得消费者的信任。在均衡营养产业化方面，为确保原料、加工、储运、销售全产业链数据统一，建议将农业农村部的粮食育种、栽培与加工、国家粮食和物资储备局的粮食储运、国家市场监督总局的粮食制品监管与标准化管理、国家卫生健康委员会的国民营养健康管理等 4 个部委的数据库系统进行集成，归结到一个国家事业单位的数据中心部门管理整个数据库。此外，在加工环节，生产商要对传统主食产品的加工技术进行革新，改变谷物豆类的处理方式，创新特色多谷物豆类产品。

行业专家通过预估一致认为，FOP 均衡营养标签在我国粮食制品的应用意义和效果都大，且需要的政策推动力度大。然而，有 50% 的专家认为，我国粮食制品应用 FOP 均衡营养标签的难度一般，但有 50% 的专家认为难度很大，需要法律法规、科普和监督支撑，建议设置过渡期，分步骤推进，首先由政府倡导，然后立法跟进，最终让生产商和消费者都主动参与。FOP 标签对推动我国粮食制品均衡营养市场需求的作用不小，50% 的专家认为作用大，还有另外 50% 的专家认为作用很大，特别在快节奏的生活中，FOP 标签还能运用到外卖主食产品（表 5-6）。

表 5-6　FOP 均衡营养标签在我国粮食制品应用与政策推动的预估

FOP 均衡营养标签在我国粮食制品的应用意义预估	意义很小	意义小	一般	意义大	意义很大
					100%
FOP 均衡营养标签在粮食制品的应用效果预估	效果很小	效果小	一般	效果大	效果很大
					100%
FOP 标签对推动我国粮食制品均衡营养市场需求的作用预估	作用很小	作用小	一般	作用大	作用很大
				50%	50%
我国粮食制品应用 FOP 均衡营养标签的难度预估	难度很小	难度小	一般	难度大	难度很大
			50%		50%
粮食制品 FOP 均衡营养标签需要的政策推动力度预估	很小	小	一般	大	很大
				100%	

注：调查数据整理

（四）本章小结

本章就健康星级评分系统应用到我国粮食制品用于显示均衡营养程度的问题对消费者、生产者、行业专家开展问卷调查，了解他们的看法。消费者群体中，FOP 标签不是最关注的三大食品标签，不到 48% 的粮食制品购买者关注过营养标签，且多数认为可以了解营养成分特点和辅助选择健康食品，其中，比较关注营养成分名称及其蛋白质含量。营养标签不能提供所关心的信息、标示有误是消费者不满意的主要原因。多数受访消费者偏好文字格式、5 级均衡营养程度以及附加热量、蛋白质、脂肪、碳水化合物、维生素 C 的营养信息的拟设粮食制品 FOP 均衡营养标签属性。多数粮食制品生产商认为 FOP 均衡营养标签简单、直观、权威、级别识别性强，在我国粮食制品中应用意义大，能产生效果，有助于推动市场需求，但应用难度大，需要很大的政策推动力。粮食制品行业专家一致认可 FOP 均衡营养标签是未来的发展方向，简洁明了，能缩短消费者选购均衡营养粮食制品的时间，预估在我国粮食制品的应用意义和效果大，但应用的难度大且需要大的政策推动力度，并提出营养成分检测、社会宣传、数据整合方面的建议。

第六章 我国粮食制品 FOP 均衡营养标签系统运作机制

2003 年 6 月，国际食品法典委员会（CAC）召开的食品营养标签会议强调了食品营养标签必须与本国的实际营养状况和膳食指南相结合的原则。有证据表明，设计良好的 FOP 标签系统能积极影响消费者的购买以及生产商对产品的重新配方（Emrich 等，2012）。因此，我国粮食制品 FOP 均衡营养标签系统不能照搬健康星级评分系统，而在遵守国际贸易公平原则的前提下，需要结合我国粮食制品产供销、居民粮食制品消费及营养健康状况，根据受访粮食制品生产商、消费者、专家等看法设计公平公正、值得信任的运作机制。本章节主要从标签图标、适用范围、均衡营养程度算法、管理体系、支撑数据库、宣传推广以及实施阶段提出我国粮食制品 FOP 均衡营养标签系统运作机制设想。

（一）FOP 均衡营养标签图标与适用范围

基于受访消费者对标签的属性偏好（第五章）、健康星级评分系统的经验做法，鉴于 FOP 标签图形统一，视觉和口头宣传在吸引消费者的注意力和引导他们选择符合目标食物起着至关重要的作用（Koenigstorfer 等，2014；Abrams 等，2015），且避免广告标语（Van Kleef 等，2008），本书在遵守我国食品包装标签通用的国家标准 GB 7718—2004《预包装食品标签通则》基本要求前提下，尝试采用文本格式较为简明、易懂的方式设计一款 FOP 均衡营养标签图标（见彩色插图）。FOP 均衡营养标签采用总结指标体系，用分级图标概括粮食制品营养成分的总体信息，不展示具体的营养成分及其含量信息。标签中均衡营养 4 个字采用淡蓝色（淡蓝色被证明是让消费者愉快与信任购物的颜色），均衡营养 4 个字的边缘由谷穗延伸，表示粮食制品；半圆形表示饭碗，均衡营养 4 个字环绕着半圆，表示摄入的粮食制品均衡营养。半圆右边的描述性文字代表均衡营养程度，是直接提供判断依据的解释性文本，分为很低、低、中、高、很高 5 级（为体现差异化，如果仅分为均衡与非均衡两级，则区分度低，则部分生产商因为重新调整食品配方的成本高，而选择"寻租"方式获取均衡产品的资格，容易导致市场混乱，且标示均衡的产品价格会远远高于非均衡产品，导致低收入人群无法消费均衡产品，2 级均衡程度标签将流于名不副实的境地），字号比均衡营养四字偏大和醒目，旨在引起消费者注意。均衡营养程度用不同颜色表示，"很低"用红色，"低"用橘红色，"中"用橘黄色，"高"用浅绿色，"很高"用深绿色，红色和橘红色是警告色，提醒消费者慎买，浅绿色和深绿色是环保色，引导消费者购买。FOP 标签不重复营养成分列表内容，故不附加重要的营养成分信息，但与营养成分表的使用互补。据专家建议，为凸显 FOP 标签，标签应位于包装袋的右上角（Hawley 等，2013），因此，粮食制品 FOP 均衡营养标签位于正面包装的右上角，图标适中，既避免挤占包装袋正面表面空间，又能吸引视觉注意，尤其是便于视力欠佳的老年购买者搜寻。同时，我国应出台《粮食制品 FOP 均衡营养标签使用指南》，规定企业无偿使用，且详细介绍标签的设计理念、含义及生产商和消费者的使用方法。

FOP 均衡营养标签适用于所有生食与熟食粮食制品的比较，包括粉状、颗粒状、块状、条状等，也包括添加少量蔬菜、水果、肉蛋奶、大豆及坚果、水产品的粮食制品。粮食制品之间的均衡营养程度具有可比性，如米制品、面制品、薯制品、全谷物食品之间可以比较，且适用于任何包装类型，如袋装、桶装、盒装、罐装、箱装、瓶装及组合包装等。

（二）FOP 均衡营养程度算法

我国粮食制品均衡营养程度算法是 FOP 标签系统的基础。由于 FOP 标签提供的营养信息或总结的总体营养品质需要科学依据（Hersey 等，2011），因此，我国粮食制品均衡营养程度算法的科学依据来自《中国居民膳食指南（2016）》关于谷薯类食物的摄入标准以及我国居民的饮食习惯、营养素吸收与代谢能力。算法有一套完整的程序，即将粮食制品营养成分划分为宏量营养素（蛋白质、脂类、碳水化合物）、微量营养素[①]（矿物质和维生素）、膳食纤维[②]，然后对每 100g/100 毫升（如米粥）粮食制品可食部分中宏量营养素、微量营养素、膳食纤维的相互比例达到营养平衡的要求程度进行分析（同时考虑产品的酸碱性，以维持体内酸碱平衡），如果相互比例达到要求的 80%（含）~100%，为"很高"，如果达到要求的 60%（含）~80%，为"高"，如果达到要求的 40%（含）~60%，为"中"，如果是 20%（含）~40%，为"低"，如果是 0~20%，则为"很低"。一般而已，过度精加工的谷类食品宏量营养素比重较大，而微量营养素和膳食纤维含量较低甚至缺失，相互比例严重不合理，所以，均衡营养程度为低或很低；由于全谷物食品的宏量、微量、膳食纤维的相互比例合理，故均衡营养程度高或很高。

---

① 微量营养素在生理功能的调节和慢性疾病的预防中占有重要地位，其保健作用涉及面很广，如调节免疫，辅助调节血糖，增加骨密度，改善生长发育等。

② 虽然膳食纤维是一类特殊的碳水化合物，但是低热量物质，有助于维持正常的肠道功能，对粮食制品均衡营养中的作用大，所以，作为单独营养成分分析。

粮食制品 FOP 均衡营养程度的具体算法需要组织行业专家制定，形成权威的《粮食制品 FOP 均衡营养程度算法指南》帮助粮食制品生产商检测自产产品的水分、脂类、碳水化合物（含膳食纤维）、蛋白质、氨基酸、维生素、矿物质等营养成分，最终确定均衡营养程度。为了让消费者进一步了解粮食制品的营养成分，建议采用《预包装食品营养标签通则（GB 28050—2011）》规定的标注更多营养成分的营养成分列表，标示热量、蛋白质、脂肪、碳水化合物、钠、B 族维生素、矿物质和膳食纤维的名称、含量和占营养素参考值百分比。

（三）FOP 均衡营养标签系统的管理体系

粮食制品 FOP 均衡营养标签系统由企业实施，政府主导和推动，其系统管理体系是"四大部委联合，社会组织支撑"。原卫生部（现国家卫生健康委员会）是预包装食品营养标签通则（GB28050—2011）的发布单位，且承担指导和规范营养标签系统的工作，所以，FOP 均衡营养标签管理系统仍由国家卫生健康委员会牵头负责，联合国家市场监督管理总局、农业农村部、国家粮食与物资储备局制定 FOP 均衡营养标签的实施计划和相应的法律法规。四大部委各司其职，国家卫健委组织制定 FOP 均衡营养标签国家标准以及负责宣传推广工作；农业农村部监管均衡营养谷物的育种、生产与加工；国家粮食与物资储备局监管粮食均衡营养的收储；国家市场监督管理总局负责监管市场流通的粮食制品正面包装显示均衡营养程度的规范性。

社会组织开展行业自律、宣传、监督、维权、建议等支撑工作。例如，中国轻工业联合会、中国粮食行业协会、中国食品工业协会负责向企业宣传 FOP 均衡营养标签，并鼓励与引导粮食制品生产商规范执行，同时，向政府部门反映行业诉求。中国营养学会在健康中国行动和全民营养周等主题活动开展粮食制品 FOP 均衡营养标签的科普宣传。中国消费者协会负责对显示 FOP 均衡营养标签的粮食制品进行社会监督，接收消费者投诉，保护消费者权益。同时，科研院所与高校的营养学、食品科学、农学等专家学者要为 FOP 均衡营养系统实施计划与评估献计献策。

FOP 均衡营养系统运作离不开产业化支撑，因此，四大部委的农业生产系统、粮食收储系统、市场管理系统与卫生健康系统相对接，整合育种、栽培、收储、加工、销售、消费、营养健康等信息，便于粮食制品均衡营养产业化监管，确保粮食制品 FOP 均衡营养标签不流于形式，具有可信度，且在四个系统基础上建立产业链、食物（品）标签、原粮营养成分、粮食制品营养成分的大数据库，支持粮食制品均衡营养程度的检测与监管工作。FOP 系统大数据库运作由四大部委共同指定一个国家事业单位负责管理，见下图。

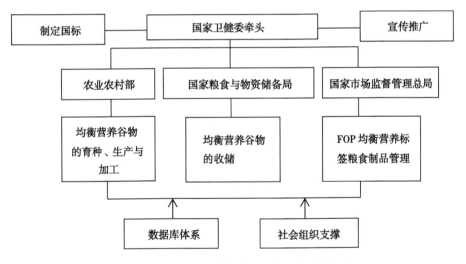

图　粮食制品 FOP 均衡营养标签系统管理架构

（四）FOP 均衡营养标签的社会宣传

社会宣传是促进消费者和生产者积极使用 FOP 均衡营养标签系

统的重要环节，主要由政府主导。粮食制品 FOP 均衡营养标签的宣传口号是"吃饭就看均衡营养"，以简单易记的方式引导消费者在实体零售店或网络商店选购均衡营养程度高的粮食制品。在试行和正式实施阶段，FOP 均衡营养标签的宣传推广费用由中央和地方政府承担，为调动地方政府积极性，由中央政府承担 60%，地方政府承担 40%，开展多种形式的宣传活动，主要包括如下。

（1）全方面形式。一是利用报纸、期刊、图书、广播、电视、电影等媒介；二是利用街道、广场、机场、车站、码头等的建筑物或空间设置路牌、电子显示牌、橱窗、灯箱、墙壁等；三是利用影剧院、体育场（馆）、文化馆、宾馆、饭店、游乐场、商场等场所内外；四是利用车、船、飞机、地铁等交通工具开展粮食制品 FOP 均衡营养标签图形、作用与使用方法的宣传。

（2）讲座形式。邀请知名营养学专家做客电视、网络的健康养生栏目与节目开展谷类养生讲座，普及粗细粮搭配的均衡营养知识，介绍粮食制品 FOP 均衡营养标签的作用和使用方式。

（3）营养日形式。举办"吃饭吃得营养"的主题营养日活动，向社会各界发送手机短信与彩信，再由各级卫健委相关部门带队进机关、进学校、进社区、进企业、进农村（五进）以发传单、贴横幅、立展板等方式宣传 FOP 标签。

（4）展会形式。通过提供会展场地及会场服务，与中粮集团、九三粮油工业集团等国内大型粮食制品生产商主办粮食制品均衡营养博览会，在粮食制品包装袋标示 FOP 均衡营养标签，让顾客免费品尝不同均衡营养程度的粮食制品，以体验营销的方式提高消费者的认同感。需要强调的是，要补充宣传 FOP 标签是公益宣传而非商业广告，是一种快速识别健康食品的工具，标签显示均衡营养"很高""高"的粮食制品不代表要每天仅吃粮食制品且可以大量摄入，告诉居民根据《中国居民膳食指南（2016）》的建议摄入谷薯类食物所需的数量与建立合理膳食模式。

（五）FOP 均衡营养标签系统的实施阶段

为践行《健康中国行动（2019—2030）》的 FOP 标签实施战略，结合《国民营养计划（2017—2030 年）》关于"到 2030 年，营养法规标准体系更加健全，营养工作体系更加完善"的目标以及正在研究编制引领未来 15 年食物与营养事业高质量发展的《中国食物与营养发展纲要（2021—2035 年）》需求，粮食制品 FOP 均衡营养标签作为食品预包装营养标签的一部分，也应列入《预包装食品营养标签通则》（GB 28050—2011）的修订之中。由于粮食制品 FOP 均衡营养标签系统的实施是一个复杂的系统工程，是一个中长期的规划，可分为 2025 年、2030 年和 2035 年 3 个目标实施阶段，其中，2021—2025 年，开展管理机构与数据库建设、算法设计、宣传推广活动筹划等基础工作，力争在 2025 年前将粮食制品 FOP 均衡营养标签列入国家卫健委重新修订的《预包装食品营养标签通则》，以国家标准的形式公布，然后出台《粮食制品 FOP 均衡营养标签使用指南》规范生产商的贴标行为，邀请专家解读使用指南，引导消费者了解 FOP 标签的实施意图。到 2030 年，国家卫健委等四大部委联合开展 FOP 标签系统实施情况的正式审查，评估标签系统的效用，针对生产商、消费者在使用过程中存在的问题出台 FOP 均衡营养标签系统优化方案。2035 年之前，粮食制品生产商可以选择执行 FOP 均衡营养标签，而一旦使用，粮食制品生产商必须严格遵守规定，确保标示内容准确性，市场监督管理总局定期组织粮食制品市场的严格抽查，严厉打击粮食制品 FOP 均衡营养标签造假行为。2035 年后，粮食制品 FOP 均衡营养标签的使用率达到 100%，并出台相关规定要求粮食制品生产商必须在所有粮食制品包装袋正面标示 FOP 均衡营养标签，无论在货架上还是在网络平台上都需要标示 FOP 均衡营养标签。

（六）本章小结

本章节就未来我国粮食制品 FOP 均衡营养标签系统运行机制提出设想。FOP 均衡营养标签系统是一个复杂的系统工程，涉及标签图标、均衡营养程度算法、管理体系、支撑数据库、宣传推广以及实施阶段等方方面面。FOP 均衡营养标签图标特征是清晰、简要、醒目，以文字格式和颜色分级表达 5 级均衡营养程度，辅助消费者对粮食制品的健康程度进行排名，且适用于预包装生食与熟食粮食制品的比较，粮食制品之间的均衡营养程度也具有可比性。FOP 均衡营养程度算法的科学依据来自《中国居民膳食指南（2016）》的谷薯类食物摄入推荐要求，根据每 100g/100mL 粮食制品可食部分中宏量营养素、微量营养素、膳食纤维的相互比例达到营养平衡要求的 80%～100%、60%～80%、40%～60%、20%～40%、0%～20% 划分为均衡程度很高、高、中、低、很低。建立政府主导的跨部门机制，标签系统由国家卫健委牵头，发布国家标准与宣传推广，农业农村部、国家粮食与物资储备局、市场监督管理总局负责粮食制品产加销，社会组织开展行业自律、宣传、监督、维权等支撑工作。四大部委的系统相连接，并建设产业链、食物（品）标签、原粮营养成分、粮食制品营养成分的大数据库，促进数据与信息共享。FOP 均衡营养标签的宣传推广由政府主导，开展全方位、讲座、营养日、展会等宣传形式。FOP 均衡营养标签系统的实施步骤划分为 3 个阶段：2025 年前完成在《预包装食品营养标签通则》中增补 FOP 标签条款与出台 FOP 均衡营养标签使用指南；2030 年开展实施情况正式审查与出台优化方案；2035 年完成 FOP 均衡营养标签自愿执行期，进入强制实施阶段。

第七章 结论与保障措施

本书导论指出粮食制品均衡营养产业化与 FOP 标签系统建设的研究背景，第二章、第三章围绕粮食制品均衡营养产业化分析了我国粮食制品均衡营养供需状况与产业化开发途径，第四章、第五章、第六章围绕粮食制品 FOP 均衡营养标签系统开展了澳大利亚和新西兰健康星级评分系统案例分析、我国各利益群体对 FOP 标签的看法调查、粮食制品 FOP 均衡营养标签系统运作机制设计。本章致力于梳理全书得出的结论，提出均衡营养产业化和标签系统的保障措施。

（一）主要结论

为保障我国居民从粮食制品获取均衡的营养，本书采用问卷调查法和案例分析法开展了粮食制品均衡营养产业化和 FOP 标签系统建设研究，得出如下结论。

（1）较多受访粮食制品生产商已开发并上市了针对不同人群（儿童、老人）、针对营养慢性病患者、针对不同季节、不同口味、方便产品，并计划未来开发均衡营养的粮食制品，准备在原料、配方、加工技术、质量管理方面做出产业化改进措施。超过 3/4 的受访居民知道细粮和粗杂粮搭配对个人营养健康更好，但在 2018 年较多受访者及其家庭成员食用精制米面的频率较高，而全谷物、杂豆、薯制品较少。为减少粮食制品生产过程中营养成分流失，有必要采用生物强化育种、全程营养强化栽培、储运环境与方式控制、适度合理加工的均衡营养产业化开发途径。此外，FOP 标签不仅显示了生产商的粮食制品均衡营养程度，而且，指导消费者选购均衡营养粮食制品，反过来促进了粮食制品均衡营养产业化。

（2）澳大利亚健康星级评分系统由政府主导，通过对比多个国家营养标签开发的 0.5~5 星评级符号的 FOP 标签，旨在引导消费者通过星级数量识别同一类别食品的健康程度，并挑选与购买健康食品，避免过多热量、脂肪、糖、钠的摄入。健康星级评分算法基本将营养成分分为有益成分和危险成分，并进行计算加总，获取星级评分。健康星级评分系统管理架构是部长级会议统筹负责，食品监管常务委员会执行，健康星级评分系统委员会监督执行，社会推广咨询小组和技术咨询集团负责宣传和技术服务。政府承担了健康星级评分系统的宣传费用，设计了宣传口号以及主导开展了线上线下多种宣传推广活动，2014—2019 年自愿执行的评分系统使用率不断提高，给我国 FOP 均衡营养标签系统建设提供经验借鉴。

（3）我国受访居民在粮食制品购买过程中最关注生产日期和保质期，对营养成分表的关注率低，偏好的拟设粮食制品均衡营养标签特征是文字格式，5 级均衡营养程度，并旁边附加热量、蛋白质、脂肪、碳水化合物、维生素 C 等营养成分信息。典型粮食制品生产商一致认可粮食制品 FOP 均衡营养标签的优势，具有较大的应用意义和效果，对市场需求的推动作用大，但应用难度大且需要很大的政策推动力度。行业专家也认可 FOP 均衡营养标签的作用，并提出营养成分检测、宣传推广、数据库建设等方面建议。

（4）我国粮食制品 FOP 均衡营养标签系统由政府主导，适用于不同形状、不同包装的生食熟食粮食制品，标签图标为文字格式，很高、高、中、低、很低 5 级均衡营养程度，以不同的颜色区别程度，以每 100g/100mL 可食部分的宏量营养素、微量营养素、膳食纤维的相互比例作为算法依据，由国家卫健委牵头，联合国家市场监督管理总局、农业农村部、国家粮食与物资储备局制定国家标准和实施计划，同时，还要发挥社会组织的行业自律、宣传、监督、维权、建议等支撑作用，开展全方位、讲座、营养日、展会等社会宣传方式，2035 年之前完成机构与数据库建设、算法设计与宣传推广，发布国家标准启动自愿执行方式，2035 年之后强制每个生产商的粮食制品显示 FOP 均衡营养标签。

（二）保障措施

我国粮食制品均衡营养产业化与 FOP 标签系统建设离不开政策法规、科技、资金、教育、信息管理、产业经营等一系列保障措施。

政策法规方面，我国粮食制品均衡营养产业化的育种、栽培、储运、加工等环节涉及营养强化、营养防失，一方面，有必要出台法律法规允许并规范粮食育种主体、粮食栽培主体、粮食储运主体、粮食加工主体在育种、栽培、储运、加工各环节提高产品营养价值的行为；另一方面，制定政策调动粮食制品产业各主体的参与积极性，达到推动粮食制品均衡营养产业化的目的。至于粮食制品 FOP 均衡营养标签系统构建，中央政府应倡导粮食制品产业、营养学界、食品与农产品学界开展理论研究与基础研究，并将 FOP 均衡营养标签系统建设列入政府行动计划，按程序在《预包装食品营养标签通则》增补 FOP 标签条款以及出台《FOP 标签及教育法》。

科技方面，粮食制品均衡营养产业化与 FOP 标签系统涉及不少"卡脖子"的技术难题。因此，我国政府要兼顾粮食的育种、栽培、仓储、运输、加工的产量指标和营养指标，鼓励科技部门和食品企业加快开展粮食生物强化、栽培全程营养强化、储运营养防失、适度合理加工标准制定等以及 FOP 标签系统的均衡营养算法设计、大数据库构建等前沿技术研发以及引进先进设施设备与工艺流程，实现产业化各环节的科学化、自动化、智能化、信息化，鼓励厂商引进与研发先进设施设备与工艺流程，提供强有力的科技支撑。

资金支持方面，粮食制品产业转型升级和 FOP 均衡营养系统构建需要大量的资金投入，一方面，我国政府应加强对粮食作物新品种、加工新工艺、储藏设备的研发与投入的政策资金扶持；另一方面，做好 FOP 均衡营养标签在不同阶段实施的财政预算，尤其做好政府主导的社会宣传资金安排。

教育培训方面，粮食制品均衡营养产业化与 FOP 标签系统建设是跨部门、跨领域、跨学科的系统工程，需要复合型、素质硬的人才。因此，我国政府应充分重视人才培养，一方面，设立相关专业与课程，为整个粮食制品产业定向培养人才；另一方面，为整个产业的育种、栽培、储运、加工、销售、消费、营养健康的从业人员开展定期培训，为均衡营养产业化与标签系统建设输送熟悉每个环节的专业人才。

信息管理方面，为整合粮食制品育种、栽培、储运、加工整个产业流程的科研、技术、管理等信息，FOP 标签系统所需的食物（品）标签、原粮营养成分、粮食制品营养成分等数据以及连接四大部委的农业生产系统、粮食收储系统、市场管理系统与卫生健康系统信息，国家应开展大数据库和区块链工程建设，一方面，理顺与综合农田到餐桌，餐桌到营养健康全过程的数据，确保各部委各主体之间信息有效交流；另一方面，发挥区块链的分布式数据存储、点对点传输、共识机制、加密算法等作用，确保粮食制品营养成分数据不可篡改、不可伪造，真实显示在 FOP 标签。

产业经营方面，为促进粮食制品均衡营养产业化各环节的协调发展，应继续推进厂商垂直一体化管理模式，进行产业结构优化和产业集中度提高，以现代化生产替代作坊式生产，充分发挥粮食制品龙头企业在产业化经营中的带动作用，建立健全利益联结机制，鼓励采用先进的经营方式、管理技术和管理手段，将产前的育种、栽培与产后的储运、加工、销售、消费与营养健康评估相连接，构建比较完整的、紧密联系的、有机衔接的产业链条，致力于整个产业化流程的粮食制品营养成分流失监测与营养强化管理。

附　录

附录 1　我国居民粮食制品消费状况调查问卷

填写须知：

为了让大家在粮食制品消费方面吃得好、吃得营养，本次问卷主要收集我国居民对粮食制品营养标签需求、2018 年家庭粮食制品消费频率及总量、粮食制品营养认知、粮食制品消费习惯、营养认知、公共设施与服务等信息。说明的是，粮食制品是指未烹饪过的全谷物食品、精米精面、杂豆类和薯类等。调研采用匿名方式，收集的数据仅用于科学研究。除了问题后备注外，问卷问题基本是单选题，感谢您的参与。

一、个人与家庭情况

Q11 您居住的地区：_____省（Q11a）_____市（Q11b）。

Q12 您的性别：男 = 1；女 = 2。

Q13 您的年龄：_____周岁。

Q14 民族：汉族 = 1；少数民族（汉族以外其他民族）= 2。

Q15 您的身高：_____cm。

Q16 您的体重：_____kg。

Q17 您是否有宗教信仰？

有＝1；没有＝2。

Q18 户口登记地？

城市＝1；农村＝2。

Q19 您的婚姻状况？

未婚＝1；已婚＝2；离异或丧偶＝3。

Q110 您目前的情况？

有固定伴侣（男／女朋友）＝1；无固定伴侣（男／女朋友）＝2。

Q111 请问您目前生养孩子的个数＿＿＿＿＿（如果没有生养小孩，请填写0）。

Q112 您的受教育程度？

小学及以下＝1；初中＝2；高中专＝3；大专与本科＝4；硕士及以上＝5。

Q113 您觉得自己的健康状况如何？

差＝1；较差＝2；一般＝3；较健康＝4；健康＝5。

Q114 您是否有如下慢性病？

高血压＝1；高血脂＝2；心脏病＝3；脑血管疾病＝4；其他，请注明：＿＿＿＿＿＝5；以上皆无＝6。

Q115 您家族是否有高血压、高血脂、糖尿病等慢性病遗传史？

是＝1；否＝2。

Q116 您是否每年进行身体检查？

是＝1；否＝2。

Q117 请问以下哪些项符合您平时运动锻炼的情况（可多选）？

每周至少5天中等强度身体活动，累计150分钟以上＝1；主动身体活动最好每天6 000步＝2；每天走步或慢跑至少30分钟＝3；以上都没有＝4。

Q118 请选择您每天平均运动锻炼的时间？

从不运动＝1；20分钟及以下＝2；21～40分钟＝3；41～60分

钟＝4；60 分钟以上＝5。

Q119 您是否参与家务劳动？

是＝1；否＝2。

Q120 请选择您目前从事的职业？

产业工人（普通蓝领）＝1；大学教师＝2；中小学教师＝3；医生＝4；护士＝5；厨师、炊事员＝6；饭店餐馆服务员＝7；营销人员（负责销售，市场，企划，运营）＝8；科学研究人员＝9；法律工作人员（法务，律师）＝10；经济业务人员（财务部门从业人员）＝11；行政办事人员（行政，人事，采购，客服等部门从业人员）＝12；工程技术人员（IT，机械，工程，设计，研发等部门从业人员）＝13；政府机关负责人＝14；党群组织负责人＝15；企事业单位负责人＝16；家庭保姆、计时工＝17；学生＝18；无业/退休＝19；其他，请注明＝20。

Q121a 请填写您的家庭人数（包括您本人和目前经常与您住在一起的亲人/伴侣）＿＿＿＿＿＿＿人。

Q121b 其中，60 岁以上老人人数：＿＿＿＿＿＿＿人。

Q121c 18 岁以下孩子人数：＿＿＿＿＿＿＿人。

Q122 2018 年您家庭税后总收入（非净收入）是：30 000 元及以下＝1；30 001~40 000 元＝2；40 001~50 000 元＝3；50 001~80 000 元＝4；80 001~100 000 元＝5；100 001~150 000 元＝6；150 001~200 000 元＝7；200 001~300 000 元＝8；300 001~500 000 元＝9；500 001~1000 000 元＝10；1 000 001~2 000 000 元＝11；200 万元以上＝12。

Q123 2018 年您个人税后年总收入是：10 000 及以下＝1；10 001~20 000 元＝2；20 001~30 000 元＝3；30 001~40 000 元＝4；40 001~50 000 元＝5；50 001~80 000 元＝6；80 001~100 000 元＝7；100 001~150 000 元＝8；150 001~200 000 元＝9；200 001~300 000 元＝10；

300 001～500 000 元 = 11；500 001～1 000 000 元 = 12；1 000 001～2 000 000 元 = 13；200 万元以上 = 14。

Q124a 2018 年您个人用于食物的支出大概是：5 000 及以下 = 1；5 001～6 000 元 = 2；6 001～8 000 元 = 3；8 001～10 000 元 = 4；10 001～15 000 元 = 5；15 001～20 000 元 = 6；20 001～30 000 元 = 7；30 001～50 000 元 = 8；50 000 元以上 = 9。

Q124b 用于食物的支出中，粮食制品消费支出占的比例大概是：_____ %。

二、粮食制品营养标签调查

Q20 请问您是否有自己购买过粮食制品？是 = 1；否 = 0。

Q21 [IF Q20 = 1] 您购买粮食制品时会关注包装上的哪些标签？（可多选），并按关心程度从大到小依次排序：_____。

食品名称 = 1；配料表 = 2；净含量 = 3；规格 = 4；生产者和（或）经销者的名称 = 5；地址和联系方式 = 6；生产日期和保质期 = 7；营养标签 = 8；贮存条件 = 9；食品生产许可证 = 10；其他 = 11。

Q22 [IF Q20 = 1 & Q21 = 8] 您认为粮食制品营养标签会带给您哪些信息（可多选）？

1. 了解营养成分特点。

2. 预防与控制慢性病知识。

3. 获取食品基本营养知识。

4. 避免过多摄入不合理的营养成分。

5. 其他，请注明：_____。

Q23 [IF Q20 = 1 & Q21 = 8] 您关注粮食制品营养标签的哪些内容（可多选），并按重要性从大到小依次排序_____。

1. 营养成分名称（蛋白质、碳水化合物等）。

2. 营养成分含量声称（例如，每 100g 米含有蛋白质 8.6g）。

3. 营养素参考值（NRV）百分比。

4. 营养成分功能声称（如声称富硒大米）。

Q24 您是否满意目前的粮食制品营养标签？

是＝1；否＝2 说不清楚＝3。

Q25 如果不满意，有哪些原因（可多选）？

1. 读营养标签花费时间较长，不想浪费时间。

2. 看不懂营养标签内容，不直观。

3. 营养标签不能提供所关心的信息。

4. 不信任营养标签内容。

5. 其他。

Q26〔IF Q21＝8〕您是否通过阅读营养成分表购买粮食制品？

从不＝1；偶尔＝2；经常＝3。

Q27〔IF Q23＝2〕您是否通过阅读营养成分含量声称购买粮食制品？

从不＝1；偶尔＝2；经常＝3。

Q28〔IF Q23＝4〕您是否通过阅读营养成分功能声称购买粮食制品？

从不＝1；偶尔＝2；经常＝3。

Q29〔IF Q21＝8〕目前我国粮食制品包装袋上的营养标签是否能帮您选择健康的食品？

是＝1；否＝2；说不清楚＝3。

Q210〔IF Q21＝8〕您觉得粮食制品包装袋上的营养标签和国家相关机构认证的营养师的建议相比，您更愿意采用哪个？

营养标签＝1；营养师的建议＝2；都相信＝3；都不相信＝4；说不清楚＝5。

Q211〔IF Q23＝1〕您购买粮食制品关注哪些营养成分含量？

热量＝1；蛋白质＝2；脂肪＝3；碳水化合物＝4；钠＝5；都不关

注＝6。

Q212［IF Q20＝1］您购买粮食制品时更喜欢国内还是国外的标签？

国内营养标识＝1；国外食品标识＝2 。

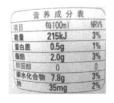 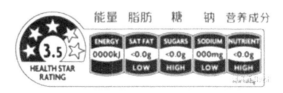

1　国内营养标识　　　　　　　　2　国外食品标识

三、粮食制品营养标识需求

为了让您快速选购均衡营养的粮食制品，假定一款粮食制品营养标签有均衡营养级别、标签格式、是否需要附加营养成分信息等3个属性，请回答以下问题。

Q31 您偏好如下哪一种均衡营养级别？

2个级别（2代表均衡营养、1代表非均衡营养）＝1。

5个级别（5、4、3、2、1：从大到小表示均衡营养程度逐级递减）＝2。

10个级别（5、4.5、4、3.5、3、2.5、2、1.5、1、0.5：从大到小表示均衡营养程度逐级递减）＝3。

Q32 您偏好如下哪一种粮食制品包装上的均衡营养标签格式？

文字＝1；数字＝2；图形＝3。

Q33 您是否需要在均衡营养标签基础上附加一些营养成分含量信息？

需要＝1；不需要＝2。

Q34［IF Q33＝1］请从如下营养素选出您最需要的5种，并按照需要程度大小依次排序：＿＿＿＿。

热量=1；蛋白质=2；脂肪=3；碳水化合物=4；维生素 A（维持皮肤健康，预防视力减退，促进骨骼生长等。）=5；维生素 B1（帮助消化，改善精神状况等）=6；维生素 B_2（促进细胞再生、皮肤毛发的生长，减轻眼疲劳等）=7；维生素 B_3（减轻和预防偏头痛，促进消化系统和皮肤的健康、血液循环等）=8；维生素 C（促进抗体、胶原蛋白等的形成，维持免疫系统，抗氧化等）=9；维生素 E（抗氧化，促进生殖等）=10；钙（维持骨骼/牙齿健康等）=11；磷（保护人体细胞，提高体能等）=12；钾（维持体内水分和酸碱度的平衡等）=13；钠（维持体内水分和酸碱度的平衡等）=14；镁（维护骨骼健康，调解神经功能等）=15；铁（促进血红蛋白合成）=16；锌（提高人体免疫力，促进生长发育等）=17；硒（抗氧化，预防癌症等）=18；铜（参与维持造血功能等）=19；锰（促进糖/脂肪的代谢，抗衰老等）=20；其他=21。

四、2018 年家庭粮食制品消费频率及总量

Q411 请问您家 2018 年家庭食用全谷物食品（全麦制粉、全麦面条、全麦馒头、发芽糙米、糙米米粉的频率如何（家庭包括您本人和目前经常与您住在一起的亲人/伴侣）？

频率极高（每天都会食用）=1；频率较高（每周都会食用）=2；频率一般（每月会有食用）=3；频率较低（一年当中会有食用）=4。

Q411a［IF Q411=1］您刚刚提到您家食用全谷物食品频率极高，请问具体频率如何？

每天 1 次=1；每天 2 次=2；每天 3 次及以上=3。

Q411b［IF Q411=2］您刚刚提到您家食用全谷物食品频率较高，请问具体频率如何？

每周 3 次及以下=1；每周 4~5 次=2；每周 6 次及以上=3。

Q411c ［IF Q411=3］您刚刚提到您家食用全谷物食品频率一

般，请问具体频率如何？

每月 3 次及以下 = 1；每月 4~6 次 = 2；每月 7 次及以上 = 3。

Q411d［IF Q411 = 4］您刚刚提到您家食用全谷物食品频率较低，请问具体频率如何？

每年 6 次及以下 = 1；每年 7~12 次 = 2；每年 13 次及以上 = 3。

Q412a　请问您家平均每次全谷物食品的食用量大概是？100g 以下 = 1；101~250g（0.25kg）= 2；251~500g（0.5kg）= 3；501~1 000g（1kg）= 4；1 000g 以上 = 5。

Q412b　请问您家 2018 年全年的全谷物食品消费总量大概是？

10kg 及以下 = 1；10~25kg（包含 25kg）= 2；25~50kg（包含 50kg）= 3；50kg 以上 = 4。

Q413 请问您家全谷物食品的主要来源是？自产 = 1；购买 = 2；其他 = 3。

Q414　请问您家 2018 年全谷物食品全年的消费金额大概是_____
____？

500 元及以下 = 1；501~1 000 元 = 2；1 001~2 000 元 = 3；2 001~5 000 元 = 4；5 000 元以上 = 5。

Q421 请问您家 2018 年家庭食用精制米制品（大米、米粉、米线等）的频率如何（家庭包括您本人和目前经常与您住在一起的亲人/伴侣）？

频率极高（每天都会食用）= 1；频率较高（每周都会食用）= 2；频率一般（每月会有食用）= 3；频率较低（一年当中会有食用）= 4。

Q421a［IF Q421 = 1］您刚刚提到您家食用精制米制品频率极高，请问具体频率如何？

每天 1 次 = 1；每天 2 次 = 2；每天 3 次及以上 = 3。

Q421b［IF Q421 = 2］您刚刚提到您家食用精制米制品频率较

高，请问具体频率如何？

每周 3 次及以下 = 1；每周 4~5 次 = 2；每周 6 次及以上 = 3。

Q421c［IF Q421 = 3］您刚刚提到您家食用精制米制品频率一般，请问具体频率如何？

每月 3 次及以下 = 1；每月 4~6 次 = 2；每月 7 次及以上 = 3。

Q421d［IF Q421 = 4］您刚刚提到您家食用精制米制品频率较低，请问具体频率如何？

每年 6 次及以下 = 1；每年 7~12 次 = 2；每年 13 次及以上 = 3。

Q422a 请问您家平均每次精制米制品的食用量大概如何？

100g 以下 = 1；101~250g（0.25kg）= 2；251~500g（0.5kg）= 3；501~1 000g（1kg）= 4；1 000g 以上 = 5。

Q422b 请问您家 2018 年全年的精制米制品消费总量大概如何？

10kg 及以下 = 1；10~25kg（包含 25kg）= 2；25~50kg（包含 50kg）= 3；50kg 以上 = 4。

Q423 请问您家精制米制品的主要来源如何？

自产 = 1；购买 = 2；其他 = 3。

Q424 请问您家 2018 年精制米制品全年的消费金额大概如何？

500 元及以下 = 1；501~1 000 元 = 2；1 001~2 000 元 = 3；2 001~5 000元 = 4；5 000 元以上 = 5。

Q431 请问您家 2018 年家庭食用精制面食（面条、包子、水饺、馒头等）的频率如何（家庭包括您本人和目前经常与您住在一起的亲人/伴侣）？

频率极高（每天都会食用）= 1；频率较高（每周都会食用）= 2；频率一般（每月会有食用）= 3；频率较低（一年当中会有食用）= 4。

Q431a［IF Q431 = 1］您刚刚提到您家食用精制面食频率极高，请问具体频率如何？

每天 1 次 = 1；每天 2 次 = 2；每天 3 次及以上 = 3。

Q431b［IF Q431 = 2］您刚刚提到您家食用精制面食频率较高，请问具体频率如何？

每周 3 次及以下 = 1；每周 4~5 次 = 2；每周 6 次及以上 = 3。

Q431c［IF Q431 = 3］您刚刚提到您家食用精制面食频率一般，请问具体频率如何？

每月 3 次及以下 = 1；每月 4~6 次 = 2；每月 7 次及以上 = 3。

Q431d［IF Q431 = 4］您刚刚提到您家食用精制面食频率较低，请问具体频率如何？

每年 6 次及以下 = 1；每年 7~12 次 = 2；每年 13 次及以上 = 3。

Q432a 请问您家平均每次精制面食的食用量大概如何？

100g 以下 = 1；101~250g（0.25kg）= 2；251~500g（0.5kg）= 3；501~1 000g（1kg）= 4；1 000g 以上 = 5 。

Q432b 请问您家 2018 年全年的精制面食消费总量大概如何？

10kg 及以下 = 1；10~25kg（包含 25kg）= 2；25~50kg（包含 50kg）= 3；50kg 以上 = 4。

Q433 请问您家精制面食的主要来源如何？

自产 = 1；购买 = 2；其他 = 3。

Q434 请问您家 2018 年精制面食全年的消费金额大概如何？

500 元及以下 = 1；501 ~ 1 000 元 = 2；1 001 ~ 2 000 元 = 3；2 001 ~ 5 000 元 = 4；5 000 元以上 = 5。

Q441 请问您家 2018 年家庭食用杂豆（绿豆、芸豆、红小豆、赤小豆等）的频率如何（家庭包括您本人和目前经常与您住在一起的亲人/伴侣)？

频率极高（每天都会食用）= 1；频率较高（每周都会食用）= 2；频率一般（每月会有食用）= 3；频率较低（一年当中会有食用）= 4。

Q441a ［IF Q441＝1］ 您刚刚提到您家食用杂豆频率极高，请问具体频率如何？

每天 1 次＝1；每天 2 次＝2；每天 3 次及以上＝3。

Q441b ［IF Q441＝2］ 您刚刚提到您家食用杂豆频率较高，请问具体频率如何？

每周 3 次及以下＝1；每周 4~5 次＝2；每周 6 次及以上＝3。

Q441c ［IF Q441＝3］ 您刚刚提到您家食用杂豆频率一般，请问具体频率如何？

每月 3 次及以下＝1；每月 4~6 次＝2；每月 7 次及以上＝3。

Q441d ［IF Q441＝4］ 您刚刚提到您家食用杂豆频率较低，请问具体频率如何？

每年 6 次及以下＝1；每年 7~12 次＝2；每年 13 次及以上＝3。

Q442a 请问您家平均每次杂豆的食用量大概如何？

100g 以下＝1；101~250g（0.25kg）＝2；251~500g（0.5kg）＝3；501~1 000g（1kg）＝4；1 000g 以上＝5。

Q442b 请问您家 2018 年全年的杂豆消费总量大概如何？

10kg 及以下＝1；10~25kg（包含 25kg）＝2；25~50kg（包含 50kg）＝3；50kg 以上＝4。

Q443 请问您家杂豆的主要来源如何？

自产＝1；购买＝2；其他＝3。

Q444 请问您家 2018 年杂豆全年的消费金额大概如何？

500 元及以下＝1；501~1 000 元＝2；1 001~2 000 元＝3；2 001~5 000 元＝4；5 000 元以上＝5。

Q451 请问您家 2018 年家庭食用薯制品（红薯、山药、芋头、土豆等）的频率如何（家庭包括您本人和目前经常与您住在一起的亲人/伴侣）？

频率极高（每天都会食用）＝1；频率较高（每周都会食用）＝

2；频率一般（每月会有食用）＝3；频率较低（一年当中会有食用）＝4。

Q451a［IF Q451＝1］您刚刚提到您家食用薯制品频率极高，请问具体频率如何？

每天1次＝1；每天2次＝2；每天3次及以上＝3。

Q451b［IF Q451＝2］您刚刚提到您家食用薯制品频率较高，请问具体频率如何？

每周3次及以下＝1；每周4～5次＝2；每周6次及以上＝3。

Q451c［IF Q451＝3］您刚刚提到您家食用薯制品频率一般，请问具体频率如何？

每月3次及以下＝1；每月4～6次＝2；每月7次及以上＝3。

Q451d［IF Q451＝4］您刚刚提到您家食用薯制品频率较低，请问具体频率如何？

每年6次及以下＝1；每年7～12次＝2；每年13次及以上＝3。

Q452a 请问您家平均每次薯制品的食用量大概如何？

100g以下＝1；101～250g（0.25kg）＝2；251～500g（0.5kg）＝3；501～1 000g（1kg）＝4；1 000g以上＝5。

Q452b 请问您家2018年全年的薯制品消费总量大概如何？

10kg及以下＝1；10～25kg（包含25kg）＝2；25～50kg（包含50kg）＝3；50kg以上＝4。

Q453 请问您家薯制品的主要来源如何？

自产＝1；购买＝2；其他＝3。

Q454 请问您家2018年薯制品全年的消费金额大概如何？

500元及以下＝1；501～1 000元＝2；1 001～2 000元＝3；2 001～5 000元＝4；5 000元以上＝5。

五、粮食制品营养认知

Q51 您认为吃哪种粮食制品对个人营养健康更好？

细粮＝1；粗杂粮＝2；两者都要吃＝3；说不清楚＝4。

Q52 您最信任如下哪一方科普的粮食制品营养知识？

营养专家教授＝1；政府＝2；亲朋好友与邻居＝3；商业广告＝4；其他＝5；都不相信＝6。

Q53 针对目前精制米面缺乏微量营养素的问题，您认为该如何促进粮食制品均衡营养（可多选）？

改进粮食品种＝1；改进加工工艺改进＝2；改进烹饪方式＝3；其他＝4；说不清楚＝5。

六、粮食制品消费习惯

Q61 主食消费中，您平时主要吃的粮食制品？

粗粮＝1；精制米面＝2；粗细粮搭配＝3。

Q62 请问您是否对粮食制品的营养知识感兴趣？

根本不感兴趣＝1；不感兴趣＝2；不清楚＝3；感兴趣＝4；非常感兴趣＝5 。

Q63 一年以内您家在哪些场所购买粮食制品（可多选），并按购买频率从多到少排序：_____。

集贸市场＝1；超市＝2；便利店＝3 ；杂货铺＝4；专卖店＝5；网络购买＝6；其他，请注明：_____＝7。

Q64 您在粮食制品购买过程中看重的是哪些因素（多选题），并进行排序：_____。

食品安全＝1；口感＝2；外观＝3；营养价值＝4；价格＝5；品牌＝6；其他，请注明：_____＝7。

Q65 您认为目前我国的粮食制品是否存在营养结构不均衡问题？

根本没有＝1；没有＝2；不清楚＝3；有＝4；完全有＝5。

Q66 您是否目前遵循营养师或专业人员推荐的膳食方案吃粮食制品？

是＝1；否＝2。

七、营养认知

Q71［IF Q13>18］请问您的职业或学业背景属于以下哪个类别？

哲学＝1；经济学＝2；法学＝3；教育学＝4；文学＝5；历史学＝6；理学＝7；工学＝8；农学＝9；医学＝10；军事学＝11；管理学＝12；艺术学＝13；以上都不符合＝14。

Q71a［IF Q13>18 & Q71＝10］请问您的职业或学业背景具体是？

基础医学＝1；临床医学＝2；药学＝3；中医学＝4；法医学＝5；营养学＝6；其他＝7。

Q72［IF Q71a≠5］您是否接受过营养相关的培训或参加营养相关的讲座？

是＝1；否＝2。

Q73 您是否有营养学背景的亲戚朋友？

有＝1；无＝2。

Q74 您是否有亲戚朋友在营养临床、营养研究、营养健康管理的企业、事业单位工作？

有＝1；无＝2。

Q75 您是否知道中国居民膳食指南或中国居民膳食宝塔？

知道，且非常了解＝1；知道，了解部分内容＝2；仅知道，不了解内容＝3；不知道＝4。

Q76 您是否知道膳食、营养与健康息息相关？

是＝1；否＝2。

Q77 您是否经常留意饮食与健康的相关信息？

从不＝1；偶尔＝2；经常＝3 。

Q78 您是否知道超重或肥胖是 2 型糖尿病、冠心病等许多疾病的一大主要原因？

是＝1；否＝2。

Q79 以下选项您听说过哪些？

全民营养周 = 1；"5.20"全国学生营养日 = 2；"5.15"全国碘缺乏病防治 = 3；都没听说过 = 4。

Q710［IF Q79≠4］您认为国家推动的活动对您个人营养健康的帮助程度是？

非常有帮助 = 1；有帮助 = 2；不确定 = 3；帮助不大 = 4；完全没有帮助 = 5。

Q711 您的父母是否会与您交流膳食营养方面的话题？

从不 = 1；偶尔 = 2；经常 = 3。

Q712［IF Q111 > 0］您是否会与您孩子交流膳食营养方面的话题？

从不 = 1；偶尔 = 2；经常 = 3；孩子尚小，暂无法交流此类话 = 4。

Q713［IF Q77≠1］您是否有在手机上浏览获取营养健康知识与信息的习惯？

是 = 1；否 = 2。

Q714［IFQ77≠1］您主要通过哪些信息传播方式获取到食物营养知识？请按照信任程度从高到低排序：_____。

电视 = 1；广播 = 2；报纸杂志 = 3；互联网（微信公众号、微博、抖音等新媒体）= 4；其他 = 5。

Q715 您认为我国的营养科普是否混乱？

是 = 1；否 = 2；说不清楚 = 3。

Q716 当您很难确定食品的营养成分价值时，您会通过哪些渠道去了解？

营养标签 = 1；其他消费者的口碑 = 2；广告 = 3；营养专家 = 4；亲朋同事 = 5；其他 = 6。

八、公共设施与服务

Q81 您所在社区是否定期开展食物营养宣传教育（如开设咨询服务或宣传栏展示与图片）？

是＝1；否＝2；不清楚＝3。

Q82 您所在社区的通信信号是否稳定？

是＝1；否＝2。

Q83 您所在社区周边的学校是否开设营养知识教育课程？

是＝1；否＝2；不清楚＝3；周边没有学校＝4。

Q84 离您所在社区最近的健康食品销售点（超市、便利店、食品专卖店）大概有多远距离？

1km 以内＝1；1～3km＝2；3～5km＝3；5km 以上＝4。

Q85 离您所在社区最近的医院大概有多远距离？

1km 以内＝1；1～3km＝2；3～5km＝3；5～10km＝4；10km 以上＝5。

Q86 您到最近的可以购买新鲜蔬果的商店的距离大概有多远？

1km 以内＝1；1～3km＝2；3～5km＝3；5km 以上＝4。

Q87 您到最近的公共锻炼设施场地的距离大概有多远？

1km 以内＝1；1～3km＝2；3～5km＝3；5km 以上＝4。

附录 2　粮食制品生产商调查问卷

1. 目前贵企业有没有开发针对不同人群（儿童、老人）的产品？

2. 目前贵企业有没有开发针对营养性疾病患者的产品？

3. 目前贵企业有没有开发针对不同季节的营养性产品？

4. 目前贵企业有没有开发不同口味的产品？

5. 目前贵企业有没有开发方便快捷的产品？

6. 未来贵企业有没有计划推出均衡营养的产品？

7. 如果推出均衡营养产品，贵企业在原料方面会如何作出改变？

8. 如果推出均衡营养产品，贵企业在配方方面如何作出改变？

9. 如果推出均衡营养产品，贵企业在加工技术方面如何作出改变？

10. 如果推出均衡营养产品，贵企业在质量管理方面如何作出改变？

11. 贵企业认为健康星级评分系统有哪些优势和存在的不足？

12. 我国食品行业或者粮食制品行业是否有类似的包装正面（FOP）标签？如果没有，我国粮食制品采用 FOP 标签是否有意义？意义有哪些，不足之处有哪些？

13. 适应我国粮食制品行业，贵企业对健康星级评分系统改进有哪些建议？

14. 如果贵企业的产品引入健康星级评分系统，在粮食制品正面包装显示评级标签，将在哪些产品进行试验？如何融入整个产业链？需要哪些政策支持（例如，从立法、监管、科技、教育等方面）？

15. 除了健康星级评分系统外，贵企业认为在其他哪些方面如何促进粮食制品均衡营养产业化发展？

填附表 1 须知：对于健康星级评分系统应用到我国粮食制品包装正面（FOP）显示均衡营养程度的设想，请贵企业对如下 5 个单选题打√

附表 1　FOP 均衡营养标签在我国粮食制品应用与政策推动的预估

问题 1	意义很小	意义小	一般	意义大	意义很大
FOP 均衡营养标签在我国粮食制品的应用意义预估					
问题 2	效果很小	效果小	一般	效果大	效果很大
FOP 均衡营养标签在粮食制品的应用效果预估					
问题 3	作用很小	作用小	一般	作用大	作用很大
FOP 标签对推动我国均粮食制品均衡营养市场需求的作用预估					
问题 4	难度很小	难度小	一般	难度大	难度很大
我国粮食制品应用 FOP 均衡营养标签的难度预估					
问题 5	很小	小	一般	大	很大
粮食制品 FOP 均衡营养标签需要的政策推动力度预估					

附录 3 专家调查问卷

1. 您认为健康星级评分系统有哪些优势和存在的不足？

2. 我国食品行业或者粮食制品行业是否有类似的包装正面（FOP）标签？如果没有，我国粮食制品采用 FOP 标签是否有意义？意义有哪些，不足之处有哪些？

3. 适应我国粮食制品行业，您对健康星级评分系统改进有哪些建议？

4. 如果粮食制品行业引入健康星级评分系统，在粮食制品正面包装显示评级标签，该如何融入整个产业链？需要哪些政策支持（例如，从立法、监管、科技、教育等方面）？

5. 除了健康星级评分系统外，您认为在其他哪些方面如何促进粮食制品均衡营养产业化发展？

填附表 2 须知：对于健康星级评分系统应用到我国粮食制品包装正面（FOP）用于显示均衡营养程度的设想，请您对如下 5 个单选题打√

附表 2 FOP 均衡营养标签在我国粮食制品应用与政策推动的预估

问题 1	意义很小	意义小	一般	意义大	意义很大
FOP 均衡营养标签在我国粮食制品的应用意义预估					
问题 2	效果很小	效果小	一般	效果大	效果很大
FOP 均衡营养标签在粮食制品的应用效果预估					
问题 3	作用很小	作用小	一般	作用大	作用很大
FOP 标签对推动我国粮食制品均衡营养市场需求的作用预估					
问题 4	难度很小	难度小	一般	难度大	难度很大
我国粮食制品应用 FOP 均衡营养标签的难度预估					
问题 5	很小	小	一般	大	很大
粮食制品均衡营养 FOP 标签需要的政策推动力度预估					

参考文献

车凤斌，何琼，苏馨华，等 . 2007. 樱桃李营养成分分析及产业化发展相关问题的探讨 [J]. 新疆农业科学，44（1）：59-62.

成升魁，李云云，刘晓洁，等 . 2018. 关于新时代我国粮食安全观的思考 [J]. 自然资源学报，33（6）：911-926.

高文霞 . 2019a. 紫色马铃薯营养保健功能及产业化发展研究 [J]. 现代食品，（5）：95-96.

高文霞 . 2019b. 马铃薯营养特性及产业化发展的前景 [J]. 食品安全导刊，（4）：57.

郭香凤 . 2002. 豫西山区山茱萸的营养特性与产业化开发 [J]. 洛阳农业高等专科学校学报，22（1）：29-30.

国家卫生计生委疾病预防控制局 . 2015. 中国居民营养与慢性病状况报告（2015 年）. 北京：人民卫生出版社.

刘光辉 . 2019. 改善面粉营养结构 提高人们健康水平——论小麦糊粉层分离技术研发与产业化 [J]. 44（3）：5-10.

刘忠祥 . 2010. 黑玉米营养保健及产业化开发 [J]. 中国种业，（10）：16-18.

万书波，封海胜，王秀贞 . 2004. 花生营养成分综合评价与产业化发展战略研究 [J]. 花生学报，33（2）：1-6.

王敏，李五霞，王丽静 . 2013. 荞麦营养加工研究及产业化推进

[J]．农业工程技术（农产品加工业），（12）：128-131.

文琴，张春义．2015．满足健康需求的营养型农业与营养分子育种 [J]．科学通报，（60）：3543-3548.

姚惠源．2015．中国粮食加工科技与产业的发展现状与趋势 [J]．中国农业科学，48（17）：3541-3546.

杨勤容，孔令明．2013．甘薯蔓尖营养及产业化发展建议 [J]．南方农业，7（9）：48-54.

张慧丽，戴宁，张裕中．2007．方便营养米饭产业化生产中关键技术的研究 [J]．食品工业科技，（3）：124-130.

张忠，李凤林，余蕾，等．2017．食品营养学 [M]．北京：中国织纺出版社.

赵佳，杨月欣．2015．营养素度量法在食品包装正面营养标签中的应用 [J]．营养学报，37（2）：131-136.

赵四清，王刚，陆胜明，等．2016．常山胡柚营养成分分析研究及其产业化应用前景 [J]．浙江柑橘，33（4）：22-26.

中国农产品加工业年鉴编辑委员会．2017．中国农产品加工业年鉴 [M]．北京：中国农业出版社.

中国食品工业年鉴编辑委员会．2017．中国食品工业年鉴 [M]．北京：中国农业出版社.

中国营养学会．2016．中国居民膳食指南（2016）[M]．北京：人民卫生出版社.

周爱珠，桂兴龙，邵银康．2006．富硒营养保健大米产业化开发途径初探 [J]．上海农业科技，（2）：5.

宗绪晓，关建平．2003．食用豆类的植物学特征、营养特点及产业化 [J]．中国食物与营养，（11）：31-34.

Abrams K M，Evans C，Duff B R L et al. 2015. Ignorance is Bliss. How Parents of Preschool Children Make Sense of Front - of -

package Visuals and Claims on Food [J]. Appetite, 87 (1):
20-29.

Acton R B, Hammond D. 2018a. The Impact of Price and Nutrition La-
belling on Sugary Drink Purchases: Results from an Experimental
Market place Study [J]. Appetite. (121): 129-137.

Acton R B, Vanderlee L, Roberto C A. et al. 2018b. Consumer Per-
ceptions of Specific Design Characteristics for Front-of-package
Nutrition Labels [J]. Health Education Resources, 33 (2):
doi: 10. 1093/her/cyy006.

Acton R B. , Jones A C. , Kirkpatrick S I. , et al. 2019. Taxes and
front-of-package labels improve the healthiness of beverage and
snack purchases: a randomized experimental marketplace [J].
International Journal of Behavioral Nutrition and Physical Activity,
(16): 46.

Andrews J C, Burton S, Kees J. 2011. Simpler Always Better? Con-
sumer Evaluations of Front-of-Package Nutrition Symbols [J].
Journal of Public Policy & Marketing, 30 (2): 175-190.

Antúnez L, Ana Giménez A, Maiche A, et al. 2015. Influence of
Interpretation Aids on Attentional Capture, Visual Processing,
and Understanding of Front-of-Package Nutrition Labels [J].
Journal of Nutrition Education and Behavior, 47 (4): 292-299.

Armstrong K. 2014. Stumped at the Supermarket: Making Sense of Nutri-
tion Rating Systems [R/OL]. [2014-01-20]. http: //publichealth-
lawcenter. org/sites/default/files/resources/nplan-report-supermar-
ket. pdf.

Arrúa A, Machín L, Curutchet MR et al. 2017. Warnings as a Direc-
tive Front-of-pack Nutrition Labelling Scheme: Comparison with

the Guideline Daily Amount and Traffic-light Systems [J]. Public Health Nutrition, 20 (13): 2308-2317.

Balcombe K, Fraser I, Falco S D. 2010. Traffic Lights and Food Choice: A Choice Experiment Examining the Relationship between Nutritional Food Labels and Price [J]. Food Policy, (35) : 211-220.

Brownbill A, Braunack - Meye A, Miller C. 2018. Health Star Ratings: What's on the labels of Australian beverages? [J]. Health Promotion Journal of Australia, (29): 1-5.

Bui M, Kaltcheva V D, Patino A, et al. 2013. Front-of-package Product Labels: Influences of Varying Nutritional Food Labels on Parental Decisions [J]. Journal of Product & Brand Management, 22 (5/6): 352-361.

Carrad A, Louie JCY, Yeatman HR, et al. 2016. A Nutrient Profiling Assessment of Packaged Foods using two Star-based Front-of-pack labels [J]. Public Health Nutrition, 19 (12): 2165-2174.

Christoforou A, Dachner N, Mendelson R, et al. 2018. Front-of-package Nutrition References are Positively Associated with Food Processing [J]. Public Health Nutrition, 21 (1): 58-67.

Cliona N M, Eyles H, Choi Y. 2017a. Effects of a Voluntary Front-of-pack Nutrition Labelling System on Packaged Food Reformulation: The Health Star Rating System in New Zealand [J]. Nutrients, 9 (8): 918.

Cliona N M, Volkova K, Jiang Y, et al. 2017b. Effects of Interpretive Nutrition Labels on Consumer Food Purchases: the Starlight Randomized Controlled Trial [J] The American Journal of Clinical Nutrition, 105 (3): 695-704.

Codex Alimentarius Commission. 1985. Codex Guidelines on Nutrition

Labeling［S］. CAC/GL 2-1985（Rev. 1-1993）.

Colson G, Grebitus C. 2016. Relationship between Children's BMI and Parents' Preferences for Kids' Yogurts with and without Front of Package Health Signals: Influence of Children's BMI on Parents' Prefernces for Kids' Food［J］. Agribusiness, 33（2）: DOI: 10. 1002/agr. 21487.

Cooper S L, Pelly F E, Lowe J B. 2017. Assessment of the Construct Validity of the Australian Health Star Rating: A Nutrient Profiling Diagnostic Accuracy Study［J］. European Journal of Clinical Nutrition, (71): 1353-1359.

Dickie S, Woods J L, Lawrence M. 2018. Analysing the Use of the Australian Health Star Rating System by Level of Food Processing［J］. International Journal of Behavioral Nutrition and Physical Activity, (15): 128.

Dodds P, Wolfenden L, Chapman K, et al. 2014. The Effect of Energy and Traffic Light Labelling on Parent and Child Fast Food Selection: A Randomised Controlled Trial［J］. Appetite, (73): 23-30.

Draper A K, Adamson A J, Clegg S et al. 2013. Front-of-pack Nutrition Labelling: Are Multiple Formats a Problem for Consumers?［J］. European Journal Public Health. 23 (3): 517-521.

Drescher L S, Roosen J, Marette S. 2014. The Effects of Traffic Light Labels and Involvement on Consumer Choices for Food and Financial Products［J］. International IJC, 38 (3).

Ducrot P, Méjean C, Julia C, et al. 2015. Objective Understanding of Front-of-package Nutrition Labels among Nutritionally At-Risk Individuals［J］. Nutrients, 7 (8): 7106-7125.

Dunford E K, Huang L, Peters S A E. 2018. Evaluation of Alignment between the Health Claims Nutrient Profiling Scoring Criterion (NPSC) and the Health Star Rating (HSR) Nutrient Profiling Models [J]. Nutrients (10): 1065.

Dunford E K, Wu J H Y, Wellard-Cole L., et al. 2017. A Comparison of the Health Star Rating System when Used for Restaurant Fast Foods and Packaged Foods [J]. Appetite, (117): 1-8.

Edge M. S., Toner C., Kapsak W. R., et al. 2014. The Impact of Variations in a Fact-Based Front-of-Package Nutrition Labeling System on Consumer Comprehension [J]. Journal of the Academy of Nutrition and Dietetics, 114 (6): 843-854. e8.

Emrich TE, Arcand J, L'Abbé MR. 2012. Front-of-pack Nutrition Labelling Systems: A Missed Opportunity? [J]. Can J Public Health, 103 (4): e260-262.

Emrich TE, Qi Y, Lou WY. et al. 2017. Traffic-light Labels Could Reduce Population Intakes of Calories, Total Fat, Saturated Fat, and Sodium [J]. PloS One, 12 (2): e0171188.

Feunekes G I J, Gortemaker I A, Willems A A. 2008. Front-of-pack Nutrition Labelling: Testing Effectiveness of Different Nutrition Labelling Formats Front-of-pack in Four European Countries [J]. Appetite, 50 (1): 57-70.

Freire WB, Waters WF Rivas-Mariño G. et al. 2017. A Qualitative Study of Consumer Perceptions and Use of Traffic Light Food Labelling in Ecuador [J]. Public Health Nutrition, 20 (5): 805-813.

Goodman S, Hammond D, Hanning R. et al. 2013. The Impact of Adding Front-of-package Sodium Content Labels to Grocery Products: an Experimental Study [J]. Public Health Nutrition, 16 (3): 383-391.

Gorton D., Mhurchu C N., Chen M., et al. 2008. Nutrition Labels: A Survey of Use, Understanding and Preferences among Ethnically Diverse Shoppers in New Zealand [J]. Public Health Nutrition: 12 (9): 1359-1365.

Graham D J, Heidrick C, Hodgin K. et al. 2015. Nutrition Label Viewing during a Food-Selection Task: Front-of-Package Labels vs Nutrition Facts Labels [J]. Journal of the Academy of Nutrition and Dietetics, 115 (10): 1636-1646.

GrahamD J, Lucasthompson R G, Mueller M P, et al. 2016. Impact of Explained vs. Unexplained Front-of-package Nutrition Labels on Parent and Child Food Choices: A Randomized Trial [J]. Public Health Nutrition, 20 (5): 774-785.

Grunert K G, Fernández-Celemín L, Wills J M, et al. 2010. Use and Understanding of Nutrition Information on Food Labels in Six European Countries [J]. Journal of Public Health, 18 (3): 261-277.

Hamlin R P, McNeill L S, Moore V. 2015. The Impact of Front-of-pack Nutrition Labels on Consumer Product Evaluation and Choice: An Experimental Study [J]. Public Health Nutrition, 18 (12): 2126-2134.

Hamlin R, McNeill L. 2016. Does the Australasian "Health Star Rating" Front of Pack Nutritional Label System Work? [J]. Nutrients, 8 (6): 327.

Hamlin R., McNeill L. 2018. The Impact of the Australasian 'Health Star Rating', Front-of-Pack Nutritional Label, on Consumer

Choice：A Longitudinal Study［J］. Nutrients，10（7）：906.

Hawley K L，Roberto C A，Bragg M A.，et al. 2013. The Science on Front-of-package Food Labels［J］. Public Health Nutrition，16（3）：430-439.

Health Star Rating Advisory Committee. 2017. Two year progress review report on the implementation of the Health Star Rating system：25.

Herpen E，Hieke S，Trijp H C M. 2014. Inferring Product Healthfulness from Nutrition Labelling. The influence of reference points ［J］. Appetite，（72）：138-149.

Herrera M A，Crino M，Erskin H，et al. 2018. Cost-effectiveness of Product Reformulation in Response to the Health Start Rating Food Labelling System in Australia［J］. Nutrients，10（614）：2-16.

Hersey J E，Kelly C，Wohlgenant K C，et al. 2011. Policy Research for Front of Package Nutrition Labeling：Environmental Scan and Literature Review.［EB/OL］http：//aspe. hhs. gov/sp/reports/ FOPNutritionLabelingLitRev/，2011.

Institute of Medicine. Examination of Front-of-Pack Nutrition Rating Systems and Symbols：Phase 1 Report［R］. Washington，DC：The National Academies Press，2010.

Jones A，Radholm K，Neal B . 2018b. Defining 'Unhealthy'：A Systematic Analysis of Alignment between the Australian Dietary Guidelines and the Health Star Rating System［J］. Nutrients，10（501）.

Jones A，Shahid M，Neal B. 2018a. Uptake of Australia's Health Star Rating System，The George Institute for Global Health［J］. Nutrients，10（8）：1-13.

Kanter R, Vanderlee L, Vandevijvere S. 2018. Front – of – package nutrition labelling policy: global progress and future directions [J]. Public Health Nutrition, 21 (8): 1399-1408.

Kees J, Royne M B, Cho Y. 2014. Regulating Front–of–Package Nutrition Information Disclosures: A Test ofIndustry Self – Regulation Vs. Other Popular Options [J]. Journal of Consumer Affairs, DOI: 10. 1111/joca. 12033.

Khandpur N, Sato P M, Mais L A, et al. 2018. Are Front – of – Package Warning Labels More Effective at Communicating Nutrition Information than Traffic – Light Labels? A Randomized Controlled Experiment in a Brazilian Sample [J]. Nutrients, 10 (6): 688.

Kim H, House L A, Rampersaud G, et al. 2012. Front–of–Package Nutritional Labels and Consumer Beverage Perceptions [J]. Applied Economic Perspectives and Policy, 34 (4): 599-614.

Koenigstorfer J., WąsowiczKiryło G., StyskoKunkowska M. et al. 2014. Behavioural Effects of Directive Cues on Front – of – package Nutrition Information: the Combination Matters! [J]. Public Health Nutrition, 17 (9): 2115-2121.

Kumar M, Gleeson D, Barraclough S. 2018. Australia's Health Star Rating Policy Process: Lessons for Global Policy-making in Front-of-pack Nutrition Labelling [J]. Nutrition & Dietetics, 75 (2): 193-199.

Lawrence M, Pollard C, Vidgen H, et al. 2019. The Health Star Rating System Is its Reductionist (Nutrient) Approach a Benefit or Risk for Tackling Dietary Risk Factors? [J]. Public Health Res Pract., 29 (1).

Lundeberg P J, Graham D J, Mohr G S. 2018. Comparison of Two Front-of-package Nutrition Labeling Schemes, and Their Explanation, on Consumers'Perception of Product Healthfulness and Food Choice [J]. Appetite, (125): 548-556.

Mandle J, Tugendhaft A, Michalow J. 2015. Nutrition Labelling: A Review of Research on Consumer and Industry Response in the Global South [J]. Global Health Action, 8: 25912.

Miller L M S, Cassady D L, Beckett L A, et al. 2015. Misunderstanding of Front-of-package Nutrition Information on US Food Products [J]. PLoS One, 10 (4): e0125306.

Moore M, Jones A, Pollard C M. et al. 2019. Development of Australia's Front-of-pack Interpretative Nutrition Labelling Health Star Rating System: Lessons for Public Health Advocates [J]. Australian and New Zealand Journal of Public Health, 43 (4): 352-354.

Muller L, Ruffieux B. 2011. Consumer Responses to Various Nutrition 'Front-of-Pack' Logos A Framed Field Experiment [R]. ASFEE- Research Paper: 06.

National Heart Foundation. 2019. Report on the Monitoring of the Implementation of the HSR System in the First Four Years of Implementation [R]. Australia: the Department of Health.

Neal B, Crino M, Dunford E, et al. 2017. Effects of Different Types of Front-of-Pack Labelling Information on the Healthiness of Food Purchases - a Randomised Controlled Trial [J], Nutrients, 9 (12): 1284.

Newman C L, Howlett E, Burton S. 2014. Shopper Response to Front - of - package Nutrition Labeling Programs: Potential

Consumer and Retail Store Benefits [J]. Journal of Retailing, 90 (1): 13-26.

Newman C L, Howlett E, Burton S. 2016. Effects of Objective and Evaluative Front - of - Package Cues on Food Evaluation and Choice: The Moderating Influence of Comparative and Noncomparative Processing Contexts [J]. Journal of Consumer Research, 42 (5): 749-766.

Newman C L., Burton S., Andrews J C., et al. 2018. Marketers' Use of Alternative Front-of-package Nutrition Symbols: An Examination of Effects on Product Evaluations [J]. Journal of the Academy of Marketing Science, 46 (3): 453-476.

Peters S A E, Elizabeth D, Alexandra J, et al. 2017. Incorporating Added Sugar Improves the Performance of the Health Star Rating Front - of - pack Labelling System in Australia [J]. Nutrients, (9): 701.

Pettigrew S, Talati Z, Miller C, et al. 2017. The Types and Aspects of Front - of - pack Food Labelling Schemes Preferred by Adults and Children [J]. Appetite, (109): 115-123.

Raats MM, Hieke S, Jola C, et al. 2015. Reference Amounts Utilised in Front of Package Nutrition Labelling; Impact on Product Healthfulness Evaluations [J]. European Journal of Clinical Nutrition, 69 (5): 619-625.

Roberto C A, Bragg M A, Livingston K A, et al. 2012d. Choosing Front-of-package Food Labelling Nutritional Criteria: How Smart were 'Smart Choices'? [J]. Public Health Nutrition, 15 (2): 262-267.

Roberto C A, Bragg M A, Seamans MJ, et al. 2012a. Evaluation of

Consumer Understanding of Different Front-of-package Nutrition Labels, 2010-2011 [J]. Preventing Chronic Disease, 9: E149.

Roberto C A, Bragg M A. , Schwartz M. B. , et al. 2012c. Facts Up Front Versus Traffic Light Food Labels: A Randomized Controlled Trial [J]. American Journal of Preventive Medicine, 43 (2): 134-141.

Roberto C A, Shivaram M, Martinez O, et al. 2012b. The Smart Choices Front-of-package Nutrition Label. Influence on Perceptions and Intake of Cereal [J]. Appetite, 58 (2): 651-657.

Roodenburg A J C, Popkin B M, Seidell J C. 2011. Development of International Criteria for a Front of Package Food Labelling System: The International Choices Programme [J]. European Journal of Clinical Nutrition, 65 (11): 1190-1200.

Sacks G, Veerman J L, Moodie M, et al. 2011. 'Traffic-light' Nutrition Labelling and 'Junk-food' Tax: A Modelled Comparison of Cost-effectiveness for Obesity Prevention [J]. Int J Obes (Lond), 35 (7): 1001-1009.

Sacks G, Rayner M, Swinburn B. 2009. Impact of Front-of-pack 'Traffic-light' Nutrition Labelling on Consumer Food Purchases in the UK [J]. Health Promotion International, 24 (4): 344-352.

Sanjari SS, Jahn S, Boztug Y. 2017. Dual-process Theory and Consumer Response to Front-of-package Nutrition Label Formats [J]. Nutr Rev, 75 (11): 871-882.

Savoie N, Gale K B, Harvey K L, et al. 2013. Consumer Perceptions of Front-of-package Labelling Systems and Healthiness of Foods [J]. Canadian Journal of Public Health,

104（5）：e359-363.

Scarborough P, Matthews A, Eyles H. et al. 2015. Reds are More Important than Greens: How UK Supermarket Shoppers Use the Different Information on a Traffic Light Nutrition Label in a Choice Experiment [J]. The International Journal of Behavioral Nutrition and Physical Activity, (12): 151.

Talati Z, Norman R, Pettigrew S, et al. 2017b. The Impact of Interpretive and Reductive Front-of-pack Labels on Food Choice and Willingness to Pay [J]. International Journal of Behavioral Nutrition and Physical Activity, (14): 2-10.

Talati Z, Simone P, Kylie B, et al. 2017a. The Relative Ability of Different Front-of-pack Labels to Assist Consumers Discriminate between Healthy, Moderately Healthy, and Unhealthy Foods [J]. Food Quality and Preference, (59): 109-113.

Talati Z., Pettigrew S., Kelly B., et al. 2016. Consumers' Responses to Front-of-pack Labels that Vary by Interpretive Content [J]. Appetite, (101): 205-213.

Temple J L, Johnson K M, Archer K. 2011. Influence of Simplified Nutrition Labeling and Taxation on Laboratory Energy Intake in Adults [J]. Appetite, 57 (1): 184-192.

Teran S, Hernandez I, Freire W, et al. 2019. Use, Knowledge, and Effectiveness of Nutritional Traffic Light Label in an Urban Population from Ecuador: A Pilot Study [J]. Globalization and Health, (15): 26.

Thorndik A N, Riis J, Sonnenberg L M, et al. 2014. Traffic-Light Labels and Choice Architecture: Promoting Healthy Food Choices [J]. American Journal of Preventive Medicine, 46 (2): 143-149.

Trudel R, Murray KB, Kim S., et al. 2015. The impact of traffic light color-coding on food health perceptions and choice [J]. J Exp Psychol Appl, 21 (3): 255-275.

Van Camp D J, Hooker N H, Souza - Monteiro D M. et al. 2010. Adoption of Voluntary Front of Package Nutrition Schemes in UK Food Innovations [J]. British Food Journal, 112 (6): 580-591.

Van Camp D J, Monteiro D M S., Hooker N H. 2012. Stop or Go? How is the UK Food Industry Responding to Front - of - pack Nutrition Labels? [J]. European Review of Agricultural Economics, 39 (5): 821-842.

Van Kleef E, Dagevos H. 2015. The Growing Role of Front-of-Pack Nutrition Profile Labelling: A Consumer Perspective on Key Issues and Controversies [J]. Critical reviews in food science and nutrition, 55 (3): 291-303.

Van Kleef E, Van Trijp H, Paeps F et al. 2008. Consumer Preferences for Front-of-pack Calories Labeling [J]. Public Health Nutrition, (11): 203-213.

White J, Signal L. 2012. Submissions to the Australian and New Zealand Review of Food Labelling Law and Policy Support Traffic Light Nutrition Labeling [J]. Australian and New Zealand journal of public health. 36 (5): 446-451.

World Bank. 2013. Improving Nutrition through Multisectoral Approaches [R]. Washington: The World Bank.

World Cancer Research Fund International. 2019. Building Momentum: Lessons on Implementing A Robust Front-of-pack Food Label. London: WCRF.

World Health Organization. 2013. Joint FAO/WHO workshop on Front-of－PackNutrition Labelling. http：//www. who. int/nutrition/events/2013_ FAO_ WHO_ workshop_ frontofpack_ nutritionla-belling/en.

World Health Organization. 2014. Global Strategy on Diet，Physical Activity and Health ［R］. Geneva：WHO.

课题主持人赴典型粮食制品企业的调研合照

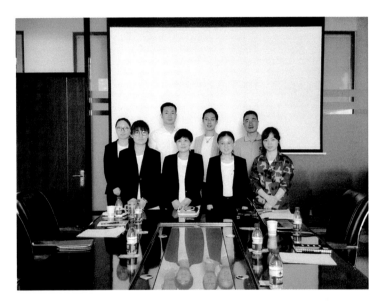

图 1 黄泽颖博士（后排右二）于 2019 年 5 月 20 日赴邢台金沙河面业有限责任公司调研

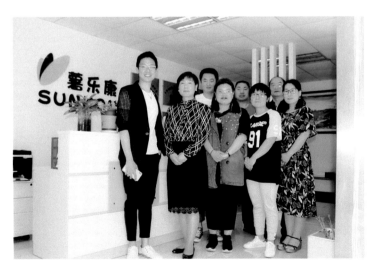

图 2 黄泽颖博士（前排左一）于 2019 年 5 月 23 日赴北京薯乐康农业科技有限公司调研

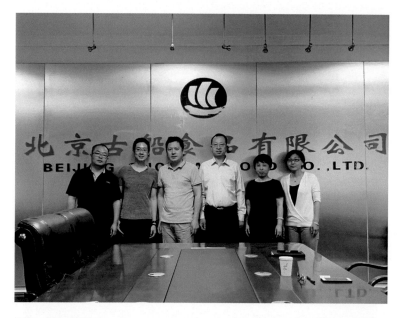

图 3 黄泽颖博士（左二）于 2019 年 5 月 29 日赴北京古船面粉集团调研

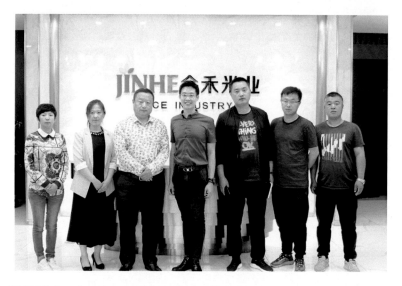

图 4 黄泽颖博士（右四）于 2019 年 6 月 13 日赴黑龙江省五常金禾米业有限责任公司调研

拟设粮食制品 FOP 均衡营养标签图形

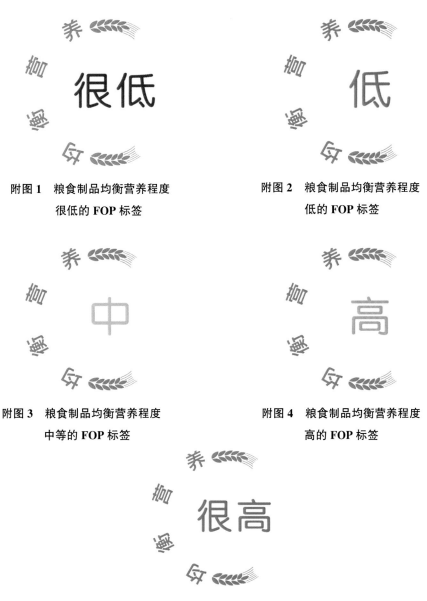

附图 1　粮食制品均衡营养程度
很低的 FOP 标签

附图 2　粮食制品均衡营养程度
低的 FOP 标签

附图 3　粮食制品均衡营养程度
中等的 FOP 标签

附图 4　粮食制品均衡营养程度
高的 FOP 标签

附图 5　粮食制品均衡营养程度很高的 FOP 标签